Der Pharma-Werker

Der Pharmazeutische Betrieb · Band 8

Der Pharma-Werker

Basiswissen und GMP-Schulung
für Mitarbeiter in Pharmabetrieben

Thomas Barthel, Uwe Fritzsche,
Peter Schwarz

7., überarbeitete und aktualisierte Auflage

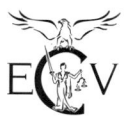 EDITIO CANTOR VERLAG AULENDORF

Bibliografische Information der Deutschen Bibliothek
Die Deutsche Bibliothek verzeichnet diese Publikation in der Deutschen Nationalbibliografie; detaillierte bibliografische Daten sind im Internet über http://dnb.ddb.de abrufbar.

ISBN 978-3-87193-375-2

© 2009   ECV · Editio Cantor Verlag für Medizin und Naturwissenschaften GmbH, Aulendorf. Alle Rechte, insbesondere das Recht der Vervielfältigung und Verbreitung sowie Übersetzung in andere Sprachen, behält sich der Verlag auf unbefristete Zeit vor. Kein Teil des Werkes darf in irgendeiner Form (durch Kopie, Mikrofilm oder andere Verfahren, einschließlich elektronischer Datenträger) ohne schriftliche Genehmigung des Verlages reproduziert werden.

ECV · Editio Cantor Verlag im Internet unter www.ecv.de

Satz: Texdo, Stuttgart
Herstellung: druckhaus köthen GmbH, Köthen

Inhaltsverzeichnis

Geleitwort 8

Vorwort 10

I. Allgemeine Grundlagen

1. Die Bedeutung von Arzneimitteln 11
2. Arzneimittel und Qualität 13
   - (1) Gesetzliche und sonstige Regelwerke 13
   - (2) Qualitätsmaßnahmen in der Fertigung ... 14
   - (3) Prüfungen in der Qualitätskontrolle 16
   - (4) Validieren, Qualifizieren, Kalibrieren.... 18
3. Präparatekunde, Wirkgruppen 21
4. Arzneiformen... 23
5. Entwicklung, Zulassung und Produktion eines Arzneimittels 30
6. Pharma und Umwelt................................... 38

II. Arzneimittelherstellung

1. Flüssige Zubereitungen 40
   - (1) Wasser 40
   - (2) Lösungen 41
   - (3) Emulsionen 45
   - (4) Suspensionen 46
2. Injektions- und Infusionslösungen 47
3. Aseptische Herstellung 56
4. Gefriertrocknung (Lyophilisation) 59
5. Halbfeste Zubereitungen 62
6. Zubereitungen zur Anwendung am Auge 67
7. Zubereitungen zur rektalen Anwendung – Zubereitungen zur vaginalen Anwendung 68

8. Pulver zur Anwendung auf der Haut (Puder) ... 72
9. Kapseln ... 73
   (1) Hartkapseln ... 73
   (2) Weichkapseln ... 77
10. Tabletten ... 78
   (1) Übersicht ... 78
   (2) Vorbereitung der Substanzen und Einwaage ... 81
   (3) Granulation ... 83
   (4) Tablettierung ... 88
11. Überzogene Tabletten ... 92
   (1) Übersicht ... 92
   (2) Dragees ... 92
   (3) Filmtabletten (Lacktabletten) ... 95
12. Pellets ... 97
13. Retard-Präparate ... 100
14. Maßeinheiten ... 101
15. Prüfmethoden bei der Herstellung ... 105

III. Arzneimittelverpackung

1. Packmittel ... 112
   (1) Packungselemente und ihre Aufgaben 112
   (2) Behältnisse und Verschlüsse ... 115
   (3) Bedruckte Packmittel ... 119
   (4) Packmittel für die Endverpackung ... 121
2. Verpacken von Arzneimitteln ... 122
   (1) Verpacken von Tabletten, Dragees und Kapseln ... 122
   (2) Verpacken von Zäpfchen (Suppositorien) 127
   (3) Verpacken von Salben, Cremes, Gelen und Pasten ... 128
   (4) Abfüllen und Verpacken von Flüssigpräparaten ... 130
   (5) Herstellen und Verpacken von Aerosolen 132
   (6) Verpacken von Ampullen ... 134

IV. GMP-Schulung

1. Ordnung und Sauberkeit ... 136
2. Hygiene ... 140
3   Maschinenreinigung ... 143
4. Anweisungen und Protokolle ... 147

5.	Arbeitsanweisungen und Logbücher	152
6.	GMP in der Produktion	153
	(1) Einwiegen	153
	(2) Mischen	157
	(3) Herstellen und Abfüllen von Flüssigkeiten, Salben und Zäpfchen	158
	(4) Granulieren	163
	(5) Herstellen von Tabletten, Dragees und Kapseln	164
	(6) Verpacken	167
	(7) Sterilprodukte	173
7.	Computer in der Produktion	180
8.	Betriebliche Qualitätsmaßnahmen	181
9.	Wenn ein Fehler geschehen ist…	185

V. Industrie und Mensch

1.	Die Pharmaindustrie	187
2.	Der Mensch in der Arbeitswelt	189
	(1) Betriebsverfassungsgesetz (BetrVG)	189
	(2) Tarifvertrag	190
	(3) Schutz der menschlichen Arbeit	191
	(4) Sozialversicherung	192
3.	Arbeitsentgelt	192

VI. Quellennachweis ... 194

VII. Fachwörterverzeichnis ... 195

VIII. Stichwörterverzeichnis ... 200

Geleitwort

Die pharmazeutische Industrie befindet sich zweifelsohne in einer Phase des Umbruchs. Nicht nur, dass die therapeutischen Systeme der Zukunft wenig mit klassischen Darreichungsformen gemeinsam haben werden – auch die Organisationsstrukturen pharmazeutischer Unternehmen werden sich radikal verändern. Längst gilt nicht die eigene Branche als Benchmark, sondern andere herstellende Industrien sind zum Vorbild geworden. Technologien für die Herstellung neuer therapeutischer Systeme werden bereits aus den verschiedensten Branchen übernommen, und die bedarfsorientierte Zulieferung von Ausgangsstoffen ist auch in der Pharmabranche keine Utopie mehr.

Enorme Forschungskosten, hohe Marketingaufwendungen und teure Investitionen in technisch immer anspruchsvollere Herstellverfahren zwingen die Unternehmen in ein neues Zeitalter des Kostenbewusstseins. Außerdem ist ein immer schnelleres Reagieren auf die sich ständig verändernden wirtschaftlichen Rahmenbedingungen notwendig. Höchste Ansprüche an Qualität, Sicherheit und Umweltschutz, die Forderung nach 100%iger Lieferbereitschaft und konkurrenzfähige Herstellkosten stellen jede Organisation vor größte Herausforderungen in einem Umfeld gnadenlosen Wettbewerbs.

Im Mittelpunkt des Geschehens steht der Mensch mit der Aufgabe, diesen komplexen und oft widersprüchlichen Zielsetzungen gerecht zu werden.

Die Entwicklung des Potentials, das Mitarbeiter in ein Unternehmen einbringen, ist deshalb in der modernen Unternehmensführung von herausragender Bedeutung. Dabei wird klar erkannt, dass die Mitarbeiter die Inhaber des intellektuellen Kapitals eines Unternehmens sind. Nicht umsonst berücksichtigt daher das Managementkonzept der Balanced Scorecard, wie es von R. Kaplan und D. Norton entwickelt wurde, vier Perspektiven, von denen sich eine auf die Mitarbeiter-Potentiale eines Unternehmens bezieht. Dieses Potential muss aber erst entwickelt und aufgebaut werden. Deshalb hat die Aus- und Weiterbildung eine Schlüsselfunktion in der Bewältigung künftiger Aufgaben. Erst wenn der Mitarbeiter über das erforderliche Wissen verfügt, ist er in der Lage, die geforderten Beiträge der verbleibenden drei Perspektiven, d. h. Prozessperspektive, Kundenperspektive und finanzielle Perspektive, zu erbringen. Das technische Fachwissen, das mit dem vorliegenden Buch auf anschauliche Weise vermittelt wird, stellt eine Grundvoraussetzung für die „ganzheitliche" Entwicklung eines Mitarbeiters dar, die von der Entwicklung fachlicher und sozialer Kompetenzen bis hin zu einer umfassenden Handlungskompetenz reicht. Nur fachlich fundiertes Wissen befähigt einen Mitarbeiter, sich in einen kontinuierlichen Verbesserungsprozess entlang der gesamten Wertschöpfungskette einzubringen und damit einen aktiven Beitrag zur nachhaltigen Kostensenkung zu leisten.

Ich wünsche allen, die sich entschlossen haben, in ihr Fachwissen zu investieren, viel Freude an diesem Buch.

Freiburg/Brsg., Januar 2002   Dr. Jürgen Werani

Vorwort

Der „Pharma-Werker" ist auch in der nun erschienenen 7. Auflage seiner Linie treu geblieben und vornehmlich ein Arbeitsbuch. Es ist zur Orientierung und Schulung des neu eingestellten Mitarbeiters – gleich welcher Vorbildung – in Pharmaunternehmen mit den Schwerpunkten Produktion und Qualitätskontrolle gedacht. Die im Buch vermittelten Informationen und Hintergrundkenntnisse dienen der möglichst übersichtlichen und zügigen Vermittlung von Basiswissen. Sie stützen von daher die Motivation des Mitarbeiters und die Sicherstellung eines angemessenen Qualitätsstandards bei der Herstellung und Kontrolle von Arzneimitteln.

Den Pharmaunternehmen hilft der „Pharma-Werker", die Mitarbeiter – wie vom Gesetzgeber und den einschlägig bekannten GMP-Richtlinien gefordert – gezielt zu schulen. Für die GMP-relevanten Tätigkeiten werden grundlegende Verhaltensregeln vermittelt.

Auch Fachfremden oder neu in Pharmaunternehmen hinzutretende Mitarbeiter in angrenzenden Funktionen mit bislang keinen oder nur unzureichenden Kenntnissen der Pharmabranche dient das Werk als Einstieg in die Arbeitswelt von Herstellung und Kontrolle der besonderen Ware Arzneimittel.

Mit der Neuauflage möchten die Autoren die bewährte Tradition eines praxisorientierten Handbuches weiter pflegen. Anregungen und Verbesserungsvorschläge nehmen sowohl die Autoren als auch der Verlag gerne entgegen.

Dezember 2008
Thomas Barthel
Uwe Fritzsche
Peter Schwarz

I. Allgemeine Grundlagen

1. Die Bedeutung von Arzneimitteln

Wo immer es um die Behandlung oder auch frühzeitige Erkennung von Erkrankungen geht, finden wir auch Arzneimittel. Sie sind heute – und waren es schon immer – eine der tragenden Säulen aller medizinischen Bemühungen. Wir verwenden sie bei leichteren Alltagsbeschwerden wie Kopfschmerz oder Erkältungskrankheiten wie Husten und Schnupfen, zur Vorbeugung und allgemeinen Stärkung, zur Therapie ernsterer Erkrankungen wie Magengeschwüren oder Herz-Kreislaufstörungen, zur Beseitigung von Infektionen, zur Linderung starker Schmerzen, bis hin schließlich zur Bekämpfung lebensbedrohender Krankheiten wie Infarkt oder Krebs. Arzneimittel werden so vielfältig eingesetzt, dass jeder, vom Säuglingsalter an, mit ihnen in Berührung kommt. Wir sind an den Umgang mit ihnen gewöhnt, und das macht sie uns vertraut. Genau darin aber liegt auch ein Problem. Durch diese Vertrautheit schwindet unser Bewusstsein, dass es sich bei Arzneimitteln in aller Regel um hochwirksame, bei Anwendung in zu hohen Mengen unter Umständen giftige Stoffe handelt, deren Einsatz gezielt erfolgen muss und deren fehlerhafter Gebrauch Gefahren birgt. Wenn wir also mit Arzneimitteln umgehen, müssen wir, obwohl wir sie in bester Absicht zur Therapie einsetzen wollen, auch etwas über die zwangsweise damit auch verbundenen Risiken wissen. Als Patient erhalten wir eine Information über Risiken und Nebenwirkungen jeweils mit der Packungsbeilage des uns verschriebenen Medikaments. Dort finden wir auch Aussagen zur täglichen Dosierung oder mit welch anderen Arzneimitteln wir das Präparat nicht verträgt. Als Mitarbeiter in der Arzneimittelherstellung, -verpackung oder Qualitätskontrolle aber gehen wir mit vielen verschiedenen Arzneimitteln um und brauchen daher ein allgemeines Wissen über die mit ihnen verknüpften Risiken. Ferner gilt es, trotz der sich dabei bildenden Routine sich ständig vor Augen zu führen, dass Arzneimittel ein besonderes Gut darstellen, dessen Qualität permanent sichergestellt werden muss.

Zunächst einmal: Arzneimittel haben eine Wirkung. Das klingt selbstverständlich, aber darin liegt bereits das erste Risiko. Denn all das, was wir als Wirkung bezeichnen, ist immer auch ein Eingriff in die Funktionen unseres Körpers und seiner Organe. Beim Kranken ist dies erwünscht. Für einen gesunden Menschen aber kann die Wirkung völlig unerwünscht sein. Ein Mensch mit seelischen Störungen zum Beispiel kann durchaus dämpfende Mittel benötigen; für einen Autofahrer oder einen Menschen, der eine Maschine bedienen muss, hingegen können sie fatal sein! Fehlerhafte Anwendungen von Arzneien sind also gefährlich. Genauso gefährlich aber sind natürlich auch fehlerhafte Arzneien, weil ja ihre Wirkung nicht mehr sichergestellt ist, und damit wird die große Verantwortung derer deutlich, die Arzneimittel herstellen.

Wir müssen ferner wissen, dass fast alle Arzneimittel auch unerwünschte Nebenwirkungen haben. Sie reichen von leichten Befindlichkeitsstörungen, wie Kopf- oder Magenschmerzen, über allergische Erscheinungen bis hin zu gefährlichen Komplikationen. Bei leichten Erkrankungen wird man ernstere Nebenwirkungen natürlich nicht dulden wollen, Medikamente für solche Zwecke sind meist arm an solch störenden Effekten. Bei lebensbedrohenden Krankheiten, wie dem Krebs etwa, wird man dagegen auch schwere Störungen hinnehmen, um die Chance einer Lebensverlängerung oder -rettung zu wahren. Ohne Risiko ist überhaupt keine Therapie, und in jedem Einzelfall ist ein Abwägen zwischen Nutzen und Risiko erforderlich. Auch die Nebenwirkungen haben für uns in der Herstellung Konsequenzen. Wenn zum Beispiel Allergien bereits durch Spuren von Materialien hervorgerufen werden können, dann bedeutet das für uns die Pflicht zu äußerster Reinlichkeit, damit nicht durch Unsauberkeit solche Verunreinigungen in andere Produkte eingetragen werden. Arzneimittel „haben es also in sich"! Immer geht es bei ihnen um Gesundheit, oft genug um Leben. Wo man mit ihnen zu tun hat, ist Verantwortung vonnöten. Das gilt für den Arzt, es gilt auch für den Patienten, der es selber in der Hand hat, durch sachgerechte oder fahrlässige Anwendung der Arznei seinen eigenen Gesundungsprozess zu fördern oder zu verzögern. Es gilt aber ganz besonders für uns, die wir Arzneimittel herstellen! Denn Arzt und Kranker verlassen sich darauf, von uns ein Produkt mit einwandfreier Wirksamkeit und Qualität zu erhalten. Das ist der Grund, weshalb der ganze Entstehungsweg von Arzneimitteln von qualitätssichernden Maßnahmen begleitet wird.

Kontrollfragen

1. Arzneimittel müssen verantwortungsbewusst angewendet werden. Warum?
2. Arzneimittel haben Nebenwirkungen. Warum wendet man sie trotzdem an?
3. Warum ist es so wichtig, bei der Herstellung von Arzneimitteln sorgfältig vorzugehen?

2. Arzneimittel und Qualität

(1) Gesetzliche und sonstige Regelwerke

Die Sicherung der Qualität von Arzneimitteln ist so wichtig, dass auch der Gesetzgeber sie nicht dem Zufall oder dem guten Willen jedes einzelnen Herstellers überlassen möchte. In Deutschland sind die folgenden drei Regelwerke von besonderer Bedeutung:

- das Arzneimittelgesetz
- die Arzneimittel- und Wirkstoffherstellungsverordnung (AMWHV; ehemals Pharmabetriebsverordnung)
- der EG-Leitfaden einer Guten Herstellungspraxis für Arzneimittel

Das *Arzneimittelgesetz (AMG)* regelt vorrangig Fragen von Entwicklung, Zulassung und Vertrieb. So ist vorgeschrieben, dass Arzneimittel vor der Markteinführung durch das Bundesinstitut für Arzneimittel und Medizinprodukte (BfArM) oder nach einer positiven Bewertung durch die Europäische Arzneimittel-Agentur (European Medicines Agency, EMEA) zugelassen werden müssen. Nur am Rande geht das AMG auf Belange der Herstellung ein. Wichtig ist ferner, dass jeder Arzneimittelhersteller der Überwachung durch eine lokale Behörde unterliegt (z. B. dem Regierungspräsidenten) und dass er entsprechend qualifizierte und persönlich verantwortliche Mitarbeiter benennen muss, um die erforderliche Erlaubnis zur Herstellung zu erlangen.

Man unterscheidet nach folgenden Verantwortlichkeiten:

Die *sachkundige Person* ist dafür verantwortlich, dass die Arzneimittel entsprechend den Vorschriften hergestellt und geprüft werden. Sie ist für die Freigabe jeder einzelnen Charge eines Arzneimittels verantwortlich.

Der *Leiter der Herstellung* ist vor allem dafür verantwortlich, dass

- die Arzneimittel vorschriftsmäßig hergestellt und gelagert werden,
- genehmigte Herstellungsanweisungen vorliegen und diese auch befolgt werden,
- Räume, Maschinen und Anlagen in ordnungsgemäßem Zustand sind und regelmäßig gewartet werden,
- für die Herstellungsverfahren ein Nachweis vorliegt, dass sie innerhalb ihrer Produktionsparameter stets die geforderte Produktqualität liefern (Validierung),
- das Personal ausreichend geschult wird.

Der *Leiter der Qualitätskontrolle* ist vor allem dafür verantwortlich, dass

- die Arzneimittel einschließlich der eingesetzten Ausgangsstoffe, Verpackungsmaterialien und Zwischenprodukte den Vorschriften gemäß auf die erforderliche Qualität geprüft werden,
- Ausgangsstoffe, Verpackungsmaterialien und Zwischenprodukte durch ihn freigegeben oder abgelehnt werden,
- für alle Ausgangsstoffe, Verpackungsmaterialien sowie Zwischen- und Fertigprodukte Qualitätsmerkmale in genehmigter Form vorliegen (Spezifikationen),
- Räume und Ausrüstung im Labor in ordnungsgemäßem Zustand sind und regelmäßig gewartet werden,
- genehmigte Prüfanweisungen vorliegen und diese auch befolgt werden,
- das Personal im Labor ausreichend geschult wird.

Der *Stufenplanbeauftragte* ist dafür verantwortlich, dass schwere Nebenwirkungen oder Missbrauch mit einem der vertriebenen Präparate sofort gemeldet werden. Das Gleiche gilt, wenn aufgrund eines pharmazeutisch-technologischen Mangels ein Präparat vom Markt zurückgerufen werden muss.

Der *Informationsbeauftragte* hat dafür zu sorgen, dass alle Informationen zu einem Arzneimittel den Zulassungsunterlagen entsprechen.

Die *Arzneimittel- und Wirkstoffherstellungsverordnung (AMWHV; ehemals Pharmabetriebsverordnung)* enthält eine Reihe genauerer Angaben darüber, auf welche Weise die Qualität in den Betrieben gesichert werden soll. Sie beruht im Grunde genommen auf dem weitaus umfangreicheren *EG-GMP-Leitfaden einer Guten Herstellungspraxis für Arzneimittel und Prüfpräparate,* der in allen Staaten der Europäischen Gemeinschaft verbindlich ist. Der Leitfaden wurde aus den ursprünglich entwickelten *GMP-Richtlinien der Weltgesundheitsorganisation WHO* abgeleitet. Mit diesen Regeln sollte nicht nur ein verbindlicher Standard innerhalb der Europäischen Gemeinschaft geschaffen werden, sondern auch die sogenannten PIC-Staaten (Zusammenschluss von Staaten in der **P**harmaceutical **I**nspection **C**onvention) wollten damit allgemeinverbindliche Vorgaben für alle Mitgliedstaaten definieren. Die Einhaltung dieser Richtlinien wird zuweilen durch Inspektionen überprüft und durch Zertifikat bestätigt. Solche Zertifikate sind dann sehr wichtig, wenn man Arzneimittel exportieren möchte. Die Abkürzung GMP stammt aus dem Englischen und steht für „**G**ood **M**anufacturing **P**ractice". Etwas vereinfacht übersetzt heißt das „Gute Manieren beim Produzieren".

Allgemeine Grundlagen | 15

Was GMP für uns in der Herstellung genau bedeutet, ist im Kapitel „GMP-Schulung" (s. S. 136) beschrieben. In den folgenden Abschnitten soll daher nur auf einige grundlegende GMP-Maßnahmen hingewiesen werden.

Folgende Schwerpunkte der Richtlinien sind besonders hervorzuheben:

- Qualitätssicherungssystem
- Betriebsräume und Ausrüstungen
- Personal (Qualifikation, Schulung)
- Produktionshygiene
- Lagerung und Transport
- Dokumentation der Herstellungsvorgänge und Kontrollen
- Vermeidung von Verwechslungen
- Vermeidung von Verunreinigungen
- Validierung

(2) Qualitätsmaßnahmen in der Fertigung

Gesetze allein garantieren noch keine gute Produktion. Was der Gesetzgeber vorschreibt, muss jeder Betrieb auf seine Verhältnisse zuschneiden, muss letztlich jeder Mitarbeiter in die Tat umsetzen. Welche Maßnahmen trifft ein Betrieb, um eine einwandfreie Produktion sicherzustellen?

Von den vielen Vorkehrungen, die zu diesem Zwecke dienen, sollen folgende hervorgehoben und kurz erläutert werden:

- Herstellungsanweisungen
- Herstellungsprotokolle
- Verfahrens-, Arbeits- und Betriebsanweisungen
- GMP-Schulung

Herstellungsanweisungen (Herstellungsvorschriften) werden für jedes einzelne Produkt erstellt. In ihnen ist ganz genau vorgeschrieben, welche Mengen von welchen Einsatzstoffen exakt abzuwiegen sind und wie die Verarbeitung genau zu geschehen hat. Kritische Verfahrensparameter wie etwa Temperaturen, Rührgeschwindigkeiten, Trocknungszeiten und andere Vorgaben sind präzise definiert und müssen zwingend eingehalten werden.

Herstellungsprotokolle werden von jeder einzelnen Charge eines Produkts angefertigt. Meist sind sie mit der Herstellungsanweisung gekoppelt, etwa indem auf der einen Seite eines Blattes die Vorgaben stehen und auf der anderen Platz für die Eintragung der wirklich abgelesenen Werte durch die Mitarbeiter vorgesehen ist (Soll-Ist-Vergleich). Solche Eintragungen müssen unbedingt vollständig und wahrheitsgemäß sein. In aller Regel wird hierbei das sogenannte *Vier-Augen-Prinzip* angewandt, d.h. neben dem Mitarbeiter, der einen Herstellungsschritt ausübt oder einen Parameter abliest und dies einträgt, muss ein zweiter Mitarbeiter per Signatur oder Unterschrift die Eintragung verifizieren und bestätigen.

Verfahrens-, Arbeits- oder Betriebsanweisungen (englische Abkürzung = SOP; **S**tandard **O**perating **P**rocedure) sind Regeln, die nicht für ein bestimmtes Produkt gelten, sondern allgemeine Vorgänge betreffen. So muss z. B. bei der Fertigung nicht jedesmal grundsätzlich in der Vorschrift neu geschildert werden, wie etwa Behälter für Tabletten zu kennzeichnen sind, sondern man legt dies einmal für alle Produkte in einer Arbeitsanweisung fest.

Einige Beispiele für Arbeitsanweisungen wären etwa:

- Lagern von Ausgangsstoffen
- Lagern von Zwischenprodukten
- Bedienen von Maschinen
- Reinigen von Maschinen und Räumen
- Kennzeichnen von Gebinden
- Kontrollvorgänge in Fertigung und Verpackung

GMP-Schulung ist nötig, weil Anweisungen nicht nur auf dem Papier stehen dürfen, sondern in die Praxis umgesetzt werden müssen. Gerade den Inhalt der – oft sehr vielen – Arbeitsanweisungen muss der Neuling im Fertigungsbetrieb sorgfältig kennenlernen. Auch noch nach Jahren muss man sich die Anweisungen immer wieder ins Gedächtnis rufen. Ähnlich wie Unfallbelehrungen müssen auch GMP-Schulungen regelmäßig abgehalten werden (Genaueres s. Kap. IV).

Der Erfolg der Schulungen ist zu überprüfen.

(3) Prüfungen in der Qualitätskontrolle

Neben diesen Maßnahmen, die für die Produktion gelten, ist die Qualitätskontrolle von besonderer Bedeutung. Zunächst werden alle Wirk- und Hilfsstoffe sowie Verpackungsmaterialien vor ihrer Verwendung daraufhin geprüft, ob sie den Spezifikationen entsprechen. Die in der Produktion hergestellten Zwischen- und Fertigprodukte werden regelmäßig stichprobenweise analytisch untersucht. Nur ein Arzneimittel, das allen Anforderungen entspricht, darf in den Handel gebracht werden.

Wichtige Prüfungen sind:

Identität

In der Regel werden alle eingehenden Rohstoffe beim Wareneingang einer Identitätsprüfung unterzogen. Hierunter versteht man den Nachweis, dass z. B. ein Gebin-

Allgemeine Grundlagen | 17

de, aus dem man eine Probe entnommen hat, in der Tat den deklarierten Stoff enthält. Mit dieser Prüfung kann man Verwechslungen sicher ausschließen.

Gehalt

Von der exakten Menge des Arzneistoffes hängt die Wirkung eines Medikamentes ab. Deswegen muss der Gehalt präzise eingehalten werden. In der Regel werden für den Mittelwert aus mehreren Proben einer Charge keine größeren Abweichungen als ± 5 % von der Vorgabe zugelassen.

Gleichförmigkeit des Gehaltes („content uniformity")

Bei einzeldosierten Arzneiformen wie z. B. Tabletten oder Zäpfchen ist nicht nur der mittlere Gehalt der Charge wichtig, sondern auch die Wirkstoffmenge jedes einzelnen Exemplars. Um die Gleichförmigkeit des Gehalts über eine ganze Charge hinweg sicherzustellen, wird die Wirkstoffmenge daher auch bei einzelnen Tabletten, Zäpfchen usw. analytisch bestimmt.

Wirkstoff-Freisetzung

Bei den festen Arzneimitteln wird geprüft, wie schnell sich der Wirkstoff im künstlichen Magen oder im Darmsaft auflöst. In der Regel wird eine schnelle Auflösung angestrebt. Bei Präparaten mit verzögerter Freisetzung des Wirkstoffes (Retard-Präparate) soll sich die Wirkung über einen längeren Zeitraum hinziehen.

Packmittel

Auch Packmittel werden, bevor sie in den Betrieb gelangen, stichprobenweise von der Wareneingangskontrolle untersucht. Unter den vielen Prüfpunkten sind folgende besonders wichtig:

- ○ Richtigkeit des verwendeten Packmaterials

   Mit der Prüfung auf Richtigkeit des Packmaterials soll der Schutz des Arzneimittels sichergestellt werden, da Packmittel bei empfindlichen Produkten eine Zersetzung aufgrund von Luftfeuchte, Sauerstoff oder Licht verhindern.

- ○ Abmessungen

   Hier soll beispielsweise sichergestellt werden, dass sich die Materialien auf den Maschinen verarbeiten lassen oder die Abmessungen eine Dichtigkeit garantieren.

18 | Kapitel I

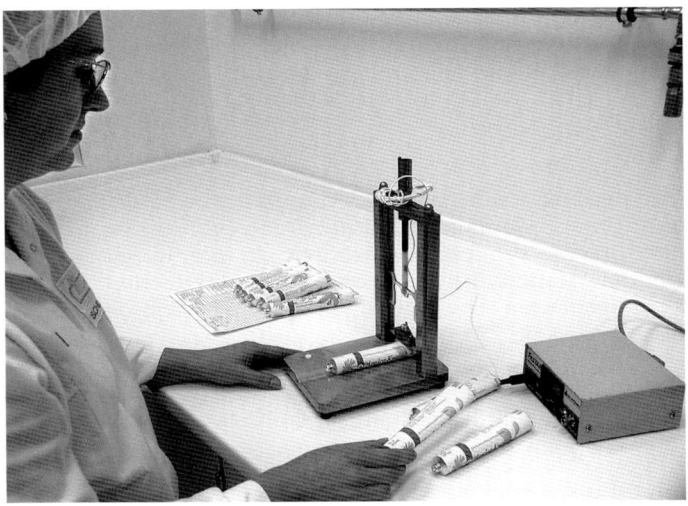

Abb. 1: Härteprüfung von Tuben.

○ Technische Eigenschaften
  Auch diese Prüfung dient der Sicherung der Produktqualität, etwa wenn man überprüft, ob eine Folie bei einer vorgegebenen Temperatur gut gesiegelt werden kann.
○ Farbe, Druckqualität und fehlerfreier Text
  Es ist wichtig zu prüfen, ob der gesamte Text etwa in einer umfangreichen Gebrauchsinformation mit der Zulassung übereinstimmt, leserlich ist und vollständig gedruckt ist.
Abb. 1 zeigt die Härteprüfung von Tuben.

(4) Validieren, Qualifizieren, Kalibrieren

Arzneimittel müssen in stets gleichbleibender Qualität hergestellt werden, denn darauf verlassen sich Arzt und Patient. Diese gleichbleibende Qualität kann nur gewährleistet werden, wenn das Herstellungsverfahren insbesondere hinsichtlich der kritischen Verfahrensparameter abgesichert ist. Dieses Absichern nennt man „Validieren".

Was heißt das?

Das *Validieren* soll den Nachweis erbringen, dass ein bestimmtes Verfahren mit Gewissheit zu einem einwandfreien Produkt führt. Dazu werden alle wichtigen Arbeitsbedingungen, wie Temperaturen, Drücke, Zeiten und andere Messwerte ermittelt. Für diese Messwerte wird der Nachweis erbracht, dass innerhalb der festgelegten Grenzen das Herstellungsverfahren die erforderliche Produktqualität liefert. Die so gefundenen Werte werden dokumentiert und in die Herstellungsvorschrift eingearbeitet.

Ist ein Verfahren validiert, darf keine der festgelegten Verfahrensbedingungen willkürlich geändert oder dem Zufall überlassen werden. Temperaturen, Drücke, Zeiten und andere Messwerte müssen genau in den festgelegten Grenzen gehalten werden, da nur so die gewünschte Produktqualität erreicht wird.

Das *Kalibrieren* hat das Ziel, die einwandfreie Funktion und die Genauigkeit aller Mess- und Steuergeräte zu sichern. Deshalb muss in regelmäßigen Abständen überprüft werden, ob die Geräte zuverlässig arbeiten und z.B. die richtigen Temperaturen, Drücke oder Umdrehungszahlen anzeigen. Auch diese Überprüfungen werden in Vorschriften festgelegt, und Aufzeichnungen darüber werden dokumentiert.

Das *Qualifizieren* ist eine Zuverlässigkeitsprüfung von Maschinen oder Anlagen. Eine neue Maschine oder eine neue Anlage darf erst nach Überprüfung der Zuverlässigkeit ihrer Funktionen in Betrieb genommen werden. Eine solche Funktionsprüfung kann auch nach jeder größeren Reparatur erforderlich sein. Auch die hierbei erhaltenen Messwerte müssen dokumentiert werden.

Ganz besonders kritisch zu betrachten sind grundsätzliche Verfahrensänderungen. Es ist zum Beispiel für eine gleichbleibende Qualität nicht gleichgültig, ob eine Granulierung im Wirbelschichtgranulator oder im herkömmlichen Feuchtmischer durchgeführt wird. Wird eine so tiefgreifende Verfahrensänderung angestrebt, muss durch umfangreiche Versuche überprüft werden, ob und unter welchen Bedingungen das neue Gerät die geforderte Arzneimittelqualität liefert.

Das gleiche kann auch für Veränderungen der Rohstoffqualität gelten, etwa wenn Kristallstruktur oder Korngröße sich ändern. Auch hier muss der Einfluss auf die Qualität des Endproduktes überprüft werden. Derart wesentliche Änderungen müssen unter Umständen der Behörde gemeldet werden, gegebenenfalls muss sogar deren Zustimmung eingeholt werden. Es kann sogar notwendig werden, die Unbedenklichkeit einer Verfahrensänderung in Form klinischer Studien am Menschen abzusichern, um damit zu gewährleisten, dass die Wirksamkeit des Arzneimittels unbeeinträchtigt geblieben ist.

Für den Mitarbeiter in einem Pharma-Unternehmen bedeuten die Grundsätze, die der Validierung zugrundeliegen, dass die in den Vorschriften und Arbeitsanweisungen festgelegten Werte und Verfahrensweisen genau – und zwar wirklich genau – einzuhalten sind und dass die Dokumentation der Herstellungsschritte wahrheitsgemäß und lückenlos zu erfolgen hat. Jede Abweichung, die die festgelegten Grenzen überschreitet, muss zu einer korrigierenden Maßnahme führen, muss schriftlich festgehalten werden und in jedem Fall dem Vorgesetzten gemeldet werden.

Kontrollfragen

1. Welche Gesetze oder Regelwerke sind für die Herstellung von Arzneimitteln besonders wichtig?
2. Welche verantwortlichen Personen fordert das Arzneimittelgesetz?
3. Was bedeutet „GMP"?
4. Welche Maßnahmen zur Sicherung der Qualität trifft man in der Herstellung?
5. Was prüft man in der Qualitätskontrolle?
6. Was versteht man unter „Validieren", „Kalibrieren" und „Qualifizieren"?

3. Präparatekunde, Wirkgruppen

Arzneimittel enthalten heutzutage meistens nur einen Wirkstoff (Monopräparate). Zum Beispiel können Kopfschmerztabletten die schmerzstillenden Wirkstoffe Acetylsalicylsäure (ASS), Paracetamol oder Ibuprofen enthalten. Arzneimittel mit mehreren Wirkstoffen werden Kombinationspräparate genannt.

Ein Wirkstoff kann gegen eine spezielle oder gegen mehrere Krankheiten wirksam sein: Schlafmittel wirken gegen Schlaflosigkeit; ASS wirkt gleichzeitig schmerzstillend und fiebersenkend, schon in geringen Dosen auch blutgerinnungshemmend.

Die Lehre von der Wirkung der Arzneimittel nennt man Pharmakologie. Die Wirkung der Arzneimittel wird im Rahmen der Präklinischen Forschung zunächst durch Tierversuche und dann in klinischen Prüfungen am Menschen festgestellt.

Die Arzneimittel können nach der Anwendung in zwei Gruppen eingeteilt werden: Äußerlich wirkende Mittel (z. B. Wundsalben) und innerlich wirkende Mittel (z. B. Schmerztabletten).

Die Arzneimittel werden in Gruppen eingeteilt, die mit Fachbegriffen belegt werden. Diese Fachbegriffe können uns z. B. in der Gebrauchsinformation oder auf der Faltschachtel begegnen. Eine Einteilung beruht auf der Wirkung, die erzielt wird.

Beispiele für *Wirkgruppen* sind:

Anästhetika	betäubende Arzneimittel (Lokalanästhetika = örtliche Betäubungsmittel)
Analgetika	schmerzstillende Mittel
Antidiabetika	Mittel gegen Zuckerkrankheit
Diuretika	harntreibende Mittel
Sedativa	Beruhigungsmittel
Spasmolytika	krampflösende Mittel

(Weitere Beispiele siehe im „Fachwörterverzeichnis").

Eine andere Systematik der Einteilung beruht auf dem *Wirkprinzip*.

Beispiele hierfür sind:

ACE-Hemmer	Mittel zur Hemmung des **A**ngiotensin **C**onverting **E**nzymes (Einsatz bei Bluthochdruck und Herzinsuffizienz)
Betablocker	Mittel, welche die Beta-Rezeptoren im Körper blockieren (Einsatz bei Bluthochdruck)
Thrombozyten-aggregations-hemmer	Mittel, welche die Verklumpung von Blutplättchen hemmen (Einsatz zur Vorbeugung und Behandlung von Schlaganfall und Herzinfarkt)

Kontrollfragen

1. Ordnen Sie die in Ihrer Firma gefertigten Arzneimittel nach Wirkgruppen oder Wirkprinzip ein.
2. Was versteht man unter
    a) Spasmolytika
    b) Anästhetika
    c) Analgetika
3. Teilen Sie die wichtigsten Produkte Ihrer Firma in Mono- bzw. Kombinationspräparate ein.

4. Arzneiformen

Begriffserklärung

Ein Wirkstoff wird in der Regel nicht direkt, sondern nur in einer besonderen Zubereitungsform dem Patienten verabreicht. Die meisten Wirkstoffe sind schon in kleinsten Mengen wirksam; oft genügt schon der tausendste Teil eines Gramms (= 1 Milligramm = 1 mg). Solche kleinen Mengen kann man schlecht handhaben, denn sie sind nur etwa so groß wie ein Zuckerkörnchen. Deswegen vermischt man den Wirkstoff mit einer größeren Menge füllender Hilfsstoffe und kann so eine bestimmte Anwendung ermöglichen, z. B. das Schlucken von Tabletten oder das Auftragen auf die Haut. Zudem sind besondere Hilfsstoffe dazu geeignet, den Wirkungseintritt, die Dauer der Wirkung oder die Intensität der Arzneistoffwirkung zu beeinflussen. Der Wirkstoff muss in der Arzneiform oft auch geschützt werden, so z. B. vor Zersetzung per Luftsauerstoff oder Lichteinfluss, oder ein schlechter Geschmack oder Geruch muss durch geeignete Aroma- und Geschmackstoffe überdeckt werden. Solche Hilfsstoffe können Cellulose, Stärke, Talkum, verschiedene Zucker, Fette, Öle, Wasser, Farbstoffe, Aromen oder andere sein.

Dieses Gemisch aus Wirk- und Hilfsstoffen wird nun in einem technischen Verfahren zu einer Arzneiform verarbeitet (Schema 1). Arzneiformen sind z. B. Tabletten, Säfte oder Salben. Auf diese Weise können selbst geringe Mengen Wirkstoff dem Kranken leicht verabreicht werden.

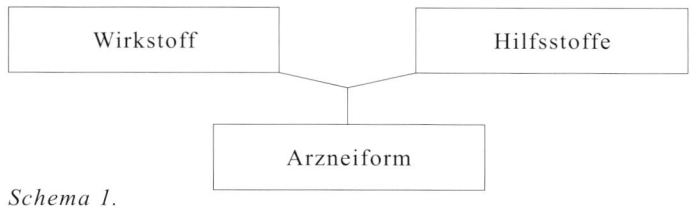

Schema 1.

Beispiel: Das pulverförmige Cortison ist ein wichtiger, bereits in vergleichsweise geringen Mengen hochwirksamer Wirkstoff. In dieser Form kann man es zur Tablette verarbeiten und so genau dosiert und bequem schlucken. Man kann es aber auch in einem Lösungsmittel auflösen, um es in die Blutbahn zu spritzen, oder in einer Salbenmasse fein verteilen, um es auf der Haut zu verstreichen. Tablette, Lösung und Salbe sind in diesem Fall die verschiedenen Arzneiformen.

Es gibt viele Möglichkeiten, einem Wirkstoff eine bestimmte Arzneiform zu geben. Ausschlaggebend ist, wie das Arzneimittel angewandt werden soll.

Die wichtigsten Arzneiformen sind:

Tabletten

Die Tablette ist die gebräuchlichste Arzneiform. Sie wird aus Pulvern oder Granulaten gepresst (Abb. 2). Besondere Formen sind unter anderem:

- ○ Brausetabletten (zum Auflösen in Wasser)
- ○ Lutsch- und Kautabletten
- ○ Manteltabletten (aus einem Kern und Mantel bestehend)
- ○ Überzogene Tabletten (Filmtabletten und Dragees, s. u.)
- ○ Retardtabletten (Tabletten mit verzögerter Wirkung)

Größtenteils werden Tabletten durch den Mund eingenommen und geschluckt. In selteneren Fällen werden sie in der Backentasche (Buccaltabletten), unter der Zunge (Sublingualtabletten), durch Einpflanzen ins Gewebe (Implantationstabletten) oder in Körperöffnungen (z. B. in der Scheide) angewandt.

Filmtabletten

Wird eine Tablette mit einem filmbildenden Überzug versehen, so erhält man eine Filmtablette (Lacktablette). Als Filmbildner (Lacke) verwendet man hauptsächlich Celluloseverbindungen, die meist in gelöster Form, z. B. durch Sprühen, aufgetragen werden. Eine solche Lackschicht kann einen unangenehmen Arzneigeschmack überdecken. Sie bietet zudem die Möglichkeit, den Wirkstoff vor Zersetzung durch Licht zu schützen, die Arzneiform zur sicheren Identifizierung einzufärben oder sie vor dem Magensaft zu schützen, wenn sich der Überzug erst im Dünndarm auflöst.

Filmtabletten lösen heutzutage Dragees (s. u.) aufgrund ihrer einfacheren und wirtschaftlicheren Herstellweise Zug um Zug ab.

Dragees

Ein Dragee ist eine gewölbte Tablette (Kern), die mit vielen dünnen Schichten einer zuckerhaltigen Masse (Hülle) überzogen ist (Abb. 2). Dragees werden eingenommen und lösen sich im Mund, Magen oder Darm auf. Dragees bieten im wesentlichen die gleichen Vorteile wie Filmtabletten.

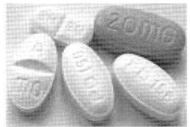
Tabletten

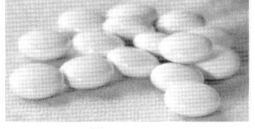
Dragees

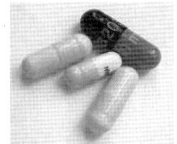

Abb. 2: Tabletten und Dragees.   *Abb. 3:* Kapseln.

Kapseln

Kapseln sind feste Arzneiformen mit einer harten oder weichen Hülle von unterschiedlichster Form und Größe. Das Ausgangsmaterial für die Hülle besteht üblicherweise aus Gelatine. Man unterscheidet zwischen *Hart-* und *Weichkapseln:*

Hartkapseln enthalten ein festes Füllgut (Granulat, Pulver usw.) und bestehen aus einem Ober- und Unterteil, die nach dem Befüllen ineinander gesteckt werden (Abb. 3). Füllen und Verschließen erfolgen maschinell. Kapseln werden meist eingenommen und lösen sich im Magen rasch auf.

Weichkapseln enthalten ein flüssiges oder halbfestes Füllgut, ihre Hülle ist sehr elastisch. Zur Herstellung werden Spezialmaschinen benötigt.

Granulate und Pellets

Granulate sind feste trockene Arzneizubereitungen von Körnern. Die Körner bestehen aus vielen Pulver- oder Kristallteilchen, die durch Bindemittel zusammengehalten werden. Meist werden sie trocken eingenommen, manche sind auch in Wasser löslich und lassen sich auf diese Weise einnehmen. Abgepackt werden Granulate in Flaschen (Mehrdosenbehältnisse) oder als Einzeldosis in Beuteln. Oft sind sie auch Vorprodukte für die Herstellung von Tabletten oder Kapseln.

Pellets sind – vereinfacht gesagt – Granulate, deren Körner kugelig sind. Wegen der Gleichmäßigkeit der Kügelchen lassen sie sich auch gut für besondere Arzneiformen einsetzen. So kann man sie z. B. mit Überzügen versehen, die das Herauslösen des Arzneistoffes verzögern, so dass die Präparate ihre Wirksamkeit verlängern (siehe auch Kap. II, 12. Pellets, S. 97).

Pulver

Pulver sind Zubereitungen aus fein gemahlenen Trockensubstanzen. Meist enthalten sie neben den Wirksubstanzen auch Hilfsstoffe, die z. B. den Wirkstoff verdünnen oder die Fließfähigkeit verbessern sollen. Sie müssen gleichmäßig gemischt sein. Pulver werden in der Regel eingenommen oder als Puder äußerlich angewendet.

Lösungen

Viele Arzneistoffe können in Flüssigkeiten gelöst werden. Die erhaltene Lösung ist klar und durchsichtig. Oft werden sie bei Kindern angewandt, da sie einfacher zu schlucken sind als beispielsweise Tabletten.

Man verwendet sie zum:

○ Einnehmen in Form von Tropfen und Säften
○ Einreiben der Haut
○ Einträufeln in Nase und Ohren
○ Eintropfen in das Auge

Auch einige nachfolgend genannte Arzneiformen sind dem Grunde nach als Lösungen anzusehen.

Injektionslösungen

Injektionslösungen werden in der Regel in Ampullen abgefüllt. Ampullen sind kleine, dünnwandige Glasbehälter, die eine reine und keimfreie Lösung enthalten und luftdicht verschlossen (zugeschmolzen) sind. Die Lösung kann dem Patienten zum Beispiel in die Muskeln (intramuskulär), unter die Haut (subkutan) oder in die Venen (intravenös) gespritzt werden. Ampullen können unterschiedliche Größe besitzen und ca. 0,5 bis 20 ml Lösung enthalten (Abb. 4).

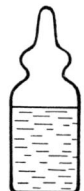

Abb. 4: Ampulle.

Infusionslösungen

Infusionslösungen sind sterile Lösungen, die dem Patienten in größeren Mengen in eine Vene eingegeben werden. Die Lösungen sind in speziellen Infusionsflaschen oder Kunststoffbeuteln enthalten. Ihr Volumen beträgt meist 100 bis 1000 ml. Infusionslösungen werden über

Allgemeine Grundlagen | 27

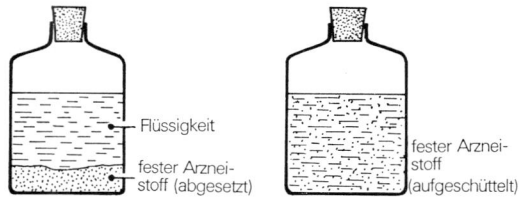

Abb. 5: Suspension vor und nach dem Schütteln.

einen Schlauch dem Kranken durch eine in die Vene eingeführte Kanüle (Hohlnadel) langsam zugeführt. Die Lösungen dienen u. a. als Trägerflüssigkeiten für zugesetzte Arzneimittel, Blutersatzmittel oder werden zur künstlichen Ernährung eines Patienten verwendet.

Aerosole

Versprüht man mit Hilfe eines Zerstäubers (Düse) eine Wirkstofflösung, so erhält man den Wirkstoff nach Verflüchtigung des Lösungsmittels in einer äußerst fein verteilten Form. Die Wirkstoffteilchen sind dabei so klein, dass sie eine längere Zeit in der Schwebe bleiben. Solche feinen Schwebstoffe bezeichnet man als Aerosole. Erzeugt werden sie recht häufig durch Aerosoldosen. Eine solche Dose besteht aus einem druckfesten Behälter, der mit einem Ventil fest verschlossen ist. Innen befindet sich verflüssigtes Treibgas mit dem gelösten oder fein verteilten Wirkstoff. Dieser Inhalt steht unter Druck. Öffnet man durch Daumendruck das Ventil, so entweicht über ein Steigrohr das Treibmittel mit dem gelösten Arzneistoff nach außen. Das Treibmittel verdampft augenblicklich, und der Wirkstoff bleibt fein verteilt als Nebel zurück.

Enthält das Ventil eine Dosierkammer, so kann mit ihrer Befüllung eine exakt bemessene Wirkstoffmenge nach außen abgegeben werden. Aerosole dieser Art nennt man Dosieraerosole.

Suspensionen

Eine Suspension ist eine Aufschüttelung von unlöslichen, festen Arzneistoffen in einer Flüssigkeit. Gefäße mit dieser Arzneiform tragen den wichtigen Hinweis: „Vor Gebrauch schütteln!" Erst dadurch wird für eine gewisse Zeit eine gleichmäßige Verteilung des Wirkstoffes erreicht. Suspensionen können zum inneren oder äußeren Gebrauch bestimmt sein (Abb. 5).

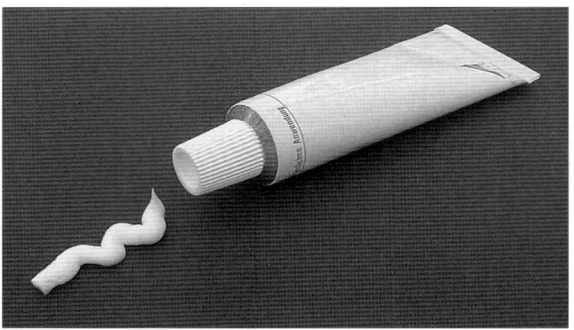

Abb. 6: Salbentube.

Emulsionen

Unter dieser Arzneiform versteht man die mit einem Emulgator erreichte Mischung von normalerweise nicht mischbaren Flüssigkeiten (wie z. B. Öl und Wasser). Emulsionen erscheinen immer trüb und milchig.
Sie werden sowohl zum Einnehmen als auch zum Einreiben der Haut verwendet. Vor Gebrauch ist eine Emulsion kräftig zu schütteln, um ähnlich der Suspension eine gleichmäßige Vermischung zu erreichen.

Salben

Salben sind halbfeste Zubereitungen, die auf die Haut oder Schleimhaut aufgestrichen werden (Abb. 6). Weitere halbfeste Zubereitungen, die sich nach dem Aufbau unterscheiden, sind Cremes, Pasten und Gele. Der Arzneistoff wird gewöhnlich in der Grundmasse gelöst oder feinstverteilt, denn beim Einreiben auf erkrankte Hautflächen wären grobe Teilchen schädlich.

Zäpfchen

Zäpfchen, auch Suppositorien genannt, stellen kleine geschossförmige Arzneizubereitungen dar. Sie sind zum Einführen in den Darm bestimmt und bestehen aus einem harten Fett, in dem der Wirkstoff entweder gelöst oder fein verteilt vorliegt. Bei Körpertemperatur schmelzen sie und zerlaufen.

Tees und Extrakte

Tees im pharmazeutischen Sinne sind getrocknete und zerkleinerte Pflanzenteile (Drogen). Sie bestehen aus Blättern, Blüten, Wurzeln, Früchten, Rinden usw.

Tees sind entweder einheitlich und bestehen nur aus einer Drogensorte, wie z. B. nur aus Kamillenblüten, oder sie stellen Mischungen von Teilen unterschiedlicher Pflanzen dar, wie das z. B. bei Hustentees der Fall ist. In den Drogenteilen sind die Wirkstoffe enthalten. Sie werden durch Aufkochen oder Aufgießen mit heißem Wasser in Lösung gebracht. Diese Zubereitungen nennt man Abkochungen oder Aufgüsse. Je nach Wirkung werden sie z. B. gegen Husten, Fieber, Verstopfung, Magen- und Darmbeschwerden eingesetzt.

Pflanzenteilen können ihre Wirkstoffe häufig besser durch Alkohol oder andere Lösungsmittel entzogen (extrahiert) werden. Durch diese Extraktion entstehen konzentrierte Lösungen, die Flüssigextrakte heißen. Wird ein Teil ihres Lösungsmittels eingedampft, so entstehen zähflüssige Extrakte. Entfernt man aus Flüssigextrakten durch Gefrier- oder Sprühtrocknung das Lösungsmittel vollständig, so erhält man pulverförmige Trockenextrakte.

Heute werden trinkfertige Tees häufig aus Trockenextrakten hergestellt.

Transdermale therapeutische Systeme (TTS)

Hier handelt es sich um wirkstoffhaltige Pflaster, die auf die Haut aufgeklebt werden. Der Vorteil dieser Arzneiform liegt darin, dass der Wirkstoff über eine lange Zeit in derselben Dosierung an den menschlichen Körper abgegeben wird und eine schädliche Beeinflussung des Wirkstoffes im Magen-Darm-Trakt nicht möglich ist.

Kontrollfragen

1. Warum entwickelt man für einen Wirkstoff eine bestimmte Arzneiform?
3. Auf welche Arten wird der Ampulleninhalt dem Patienten verabreicht?
4. Welche Sonderformen von Tabletten sind Ihnen bekannt?
5. Zu welchem Zweck benutzt man Aerosoldosen?
6. Wie unterscheidet sich eine Suspension von einer Emulsion?

5. Entwicklung, Zulassung und Produktion eines Arzneimittels

Entwicklung eines Arzneimittels

Durch systematisch betriebene Forschung konnten in unserem Jahrhundert die medizinischen und naturwissenschaftlichen Erkenntnisse sehr erweitert werden. Das gilt auch in großem Ausmaß für das Gebiet der organischen Chemie. Durch diese Grundlagenforschung sind Chemiker in der Lage, chemische Verbindungen künstlich herzustellen. Diese Herstellung von neuen Substanzen aus leicht zugänglichen Verbindungen nennt man Synthese. Heute bildet die Herstellung neuer Wirkstoffe und die Erforschung ihrer Eigenschaften die Grundlage eines großen Teils der Arzneimittelindustrie.

Gewinnung der Wirkstoffe

Die Synthese erfolgt zunächst in vergleichsweise kleinen Mengen in den Laboratorien der chemischen Forschung eines Arzneimittelbetriebes. Hier werden in kleinen Apparaturen (Abb. 7) zunächst geringe Mengen eines Stoffes hergestellt. Auch aus biologischen Materialien wie z. B. Pflanzen lassen sich Wirkstoffe gewinnen.

Nicht jeder neu synthetisierte Stoff ist jedoch als Arzneimittel verwendbar. Es lassen sich zwar auf künstlichem Wege unendlich viele neue Substanzen herstellen, die meisten von ihnen aber haben gar keine Heilwirkung; andere wiederum sind zu giftig oder zeigen schädliche Nebenwirkungen. Deshalb werden neue chemische Substanzen ständig auf ihre Brauchbarkeit hin untersucht. Das ist ein langer, sehr kostspieliger Weg.

Prüfung am Tier (pharmakologische Prüfung)

Nach der Gewinnung einer neuen Substanz müssen also zunächst ihre Wirkungen auf den lebenden Organismus erkundet werden. Zu diesem Zweck sind orientierende Versuche an Kleintieren (wie Mäuse, Ratten oder Meerschweinchen) oder an ihren isolierten Organen (wie z. B. Herz oder Niere) erforderlich.

Man injiziert die neue gelöste Verbindung in die Blutbahn oder in die Muskeln und beobachtet die Reaktion der Tiere oder ihrer Organe. Zur Schonung der Tiere werden heute wo immer möglich Versuche an Zellkulturen durchgeführt.

Mit diesen Tests bekommt man die ersten Anhaltspunkte, welche nützliche Wirkung die Substanz hat. Bereits hier werden die meisten neuen Stoffe ausgeschieden, weil sie auf den tierischen Organismus keine oder nur eine

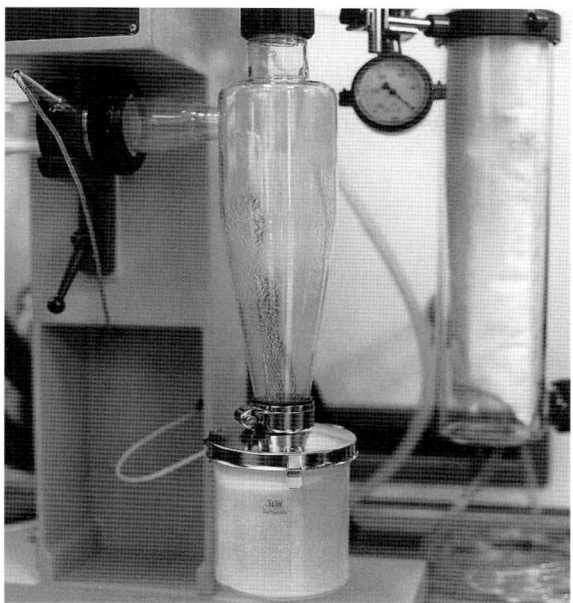

Abb. 7: Laborapparatur.

giftige Wirkung haben. Diese Untersuchungen werden von Pharmakologen durchgeführt. Scheint ein Stoff eine nützliche Wirkung zu besitzen, so stellen die Chemiker eine größere Menge her und bereiten die Überführung der Synthese in den technischen Maßstab vor. In diesem Entwicklungsstadium erfolgen auch die ersten toxikologischen Untersuchungen. Man ermittelt dabei die Dosis, die den gewünschten Heileffekt ohne nachteilige Nebenwirkungen hervorruft.

Die Tierversuche werden nun in weit gründlicherem Maße an größeren Tieren (Hunde, Katzen, Kaninchen oder Affen) durchgeführt. Die Ergebnisse dieser Versuche geben schon recht brauchbare Hinweise auf die Wirkung dieser Substanzen am Menschen. Auch auf dieser Stufe werden noch viele Substanzen ausgesondert. Verlaufen die Versuche an diesen Tieren positiv, so entwickelt man ein Verfahren zur Gewinnung des Wirkstoffs im technischen Maßstab.

Entwicklung der Arzneiformen

Für den Arzneistoff muss eine geeignete Arzneiform (z. B. Tablette, Ampulle) gefunden werden, um eine möglichst genaue Dosierung und die bestmögliche Wirkung zu erreichen. Diese Aufgabe wird in der galenischen Entwicklung gelöst. Das Ergebnis wird in einer ersten vorläufigen Herstellungsvorschrift festgehalten.

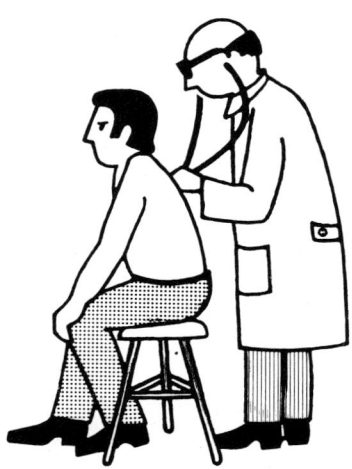

Abb. 8: Klinischer Test.

Stabilitätsprüfungen

Mit der Entwicklung der Arzneiform werden gleichzeitig Stabilitätsuntersuchungen eingeleitet. Durch diese Prüfungen soll ermittelt werden, wie lange das Arzneimittel haltbar bleibt. Stellt sich die ausgewählte Arzneiform als stabil heraus, erarbeitet die Abteilung für Qualitätskontrolle Prüfmethoden sowohl für den Wirkstoff als auch für das Arzneimittel und legt sie in Prüfungsvorschriften nieder.

Klinische Prüfungen

Sind diese Entwicklungsstufen abgeschlossen, folgt im Werdegang des Arzneimittels wohl der entscheidendste Schritt: die klinische Prüfung. Die bisher nur an Tieren erprobte Substanz wird nun an Menschen – und zwar in mehreren Phasen – aus Gründen der Begrenzung des damit einhergehenden Risikos an immer größer werdenden Patientengruppen getestet (Abb. 8).

Die ethischen Grundsätze, die jeder klinischen Prüfung zugrundezulegen sind, wurden bereits 1964 in der sogenannten Deklaration von Helsinki von führenden Industrienationen definiert.

Bevor klinische Prüfungen durchgeführt werden dürfen, muss diese einer sogenannten Ethik-Kommission zur Genehmigung vorgelegt werden. Dieses Gremium aus unabhängigen Vertretern medizinischer Berufe und anderer nicht-medizinischer Bereiche hat das Wohlergehen der Probanden zu sichern und beurteilt u. a den vorgesehenen Prüfplan und die Eignung der mit der Durchführung der Studie beauftragten Personen.

Darüber hinaus ist jede klinische Studie auch der zuständigen Behörde – in Deutschland sind dies das Bundesinstitut für Arzneimittel und Medizinprodukte (BfArM) bzw. das Paul-Ehrlich-Institut für Sera und Impfstoffe (PEI) – zur Genehmigung vorzulegen.

Hinsichtlich der Phasen der klinischen Prüfung unterscheidet man

- Phase 1

    Hier wird das Prüfarzneimittel zunächst noch an gesunden Probanden getestet, um z. B. Daten über die Verträglichkeit und erzielbare Blutspiegel zu gewinnen.

- Phase 2

    In dieser Phase wird das Prüfarzneimittel an einer vergleichsweise noch kleinen Anzahl Kranker (ca. 50–200) erprobt. Hierbei erhält man wertvolle Erkenntnisse darüber, ob die erwünschte Wirkung grundsätzlich erzielt wird.

- Phase 3

    Diese Phase ist entscheidend für den später einzureichenden Zulassungsantrag. Bei Anwendung an größeren Populationen kranker Patienten (ca. 200–10 000) werden Wirkung, aber auch die eintretenden Nebenwirkungen genauestes erfasst und dienen damit den Experten des entwickelnden Unternehmens und später auch der Zulassungsbehörde als Grundlage zur Beurteilung des Arzneimittels.

- Phase 4

    Diese Phase beschreibt alle klinischen Prüfungen, die erst nach Erteilung der Zulassung eines Arzneimittels durchgeführt werden. So führt man z. B. unter Umständen klinische Prüfungen der Phase IV an großen Probandengruppen durch, um seltenen, aber möglicherweise gravierenden Nebenwirkungen auf den Grund zu gehen.

Nach dem Arzneimittelgesetz darf eine Prüfung am Kranken nur dann durchgeführt werden, wenn der Patient durch den Arzt über den Test aufgeklärt wurde und seine Zustimmung erteilt hat.

Ziel der klinischen Untersuchungen ist somit insbesondere die endgültige Festlegung der Dosis, die am besten verträglich und wirksam ist. Jede Wirkung wird genauestens beobachtet. Oft dehnen sich diese Tests auf mehrere Jahre aus. Von der Beurteilung vieler Mediziner oder anderer Fachleute hängt es dann schließlich ab, ob das neue Arzneimittel als geeignet angesehen werden kann oder nicht.

Zulassung eines Arzneimittels

Nach positivem Verlauf der klinischen Prüfung ist ein entscheidender Schritt in der Arzneimittelentwicklung erreicht. Liegen alle wissenschaftlichen Untersuchungsergebnisse vor und sind zwischenzeitlich auch geeignete Stabilitätsdaten für die Arzneiform gewonnen worden, wird in einem nächsten Schritt der Zulassungsantrag bei einer Behörde gestellt.

Hierbei wird grundsätzlich zwischen folgenden Zulassungsverfahren unterschieden:

○ Nationale Verfahren

   Hier wird für ein bestimmtes Land eine Zulassung bei der national zuständigen Behörde beantragt. In Deutschland sind dies entweder das Bundesinstitut für Arzneimittel und Medizinprodukte (BfArM) oder das Paul-Ehrlich-Institut für Sera und Impfstoffe (PEI).

○ Zulassungsverfahren innerhalb der EU

   Hier gilt es, weiter zwischen

   - zentralisierten und
   - nicht zentralisierten Verfahren

   zu unterscheiden.

   Beim *zentralisierten* Verfahren wird der Zulassungsantrag bei der European Medicines Agency EMEA in London gestellt. Diese erstellt dann eine wissenschaftliche Beurteilung und leitet diese an die Europäische Kommission weiter, die dann über Annahme oder Rückweisung des Zulassungsantrages entscheidet.

   Bei den *nicht zentralisierten* Verfahren unterscheidet man zwischen

   - Verfahren der gegenseitigen Anerkennung (MRP = Mutual Recognition Procedure) und
   - dezentralisierten Verfahren (DCP = Decentralized Procedure)

   Beim *MRP-Verfahren* wird zunächst die Zulassung in einem Land beantragt und nach Erhalt der Zulassung ein Verfahren der gegenseitigen Anerkennung in anderen Staaten vornehmlich der Europäischen Gemeinschaft gestartet.

   Beim *DCP-Verfahren* werden inhaltlich gleiche Zulassungsanträge in allen Staaten eingereicht und ein Staat als Referenzstaat ausgewählt. Die anderen Staaten beurteilen dann den Antrag ebenfalls in einem koordinierten Prozess der gegenseitigen Anerkennung.

Wichtig ist ferner zu erwähnen, dass Änderungen im Herstellprozess oder bei der Prüfung von Arzneimitteln nur vorgenommen werden dürfen, wenn zuvor geprüft wurde, ob diese Änderungen mit der Zulassung konform gehen. Hierzu gibt es in aller Regel in den produzierenden und prüfenden Unternehmen Änderungsanträge, welche die beabsichtigte Änderung zunächst beschreiben und dann die Bewertung verschiedener Abteilungen, u. a. auch der Zulassungsabteilung, vorsieht.

Produktion eines Arzneimittels

Ist das Arzneimittel zur Herstellung freigegeben, läuft zunächst die chemische Produktion des Wirkstoffes an (Abb. 9). Anschließend wird in der pharmazeutischen Fertigung die Arzneiform im Großmaßstab hergestellt (Abb. 10, S. 36).

Die von der Galenik erarbeitete Herstellungsvorschrift, die ursprünglich nur für eine geringe Menge (1 bis 5 kg) des Arzneimittels entwickelt wurde, wird in einem weiteren Schritt verfahrenstechnisch überarbeitet und auf Produktionsgröße (100 bis 1000 kg und mehr) angeglichen (engl. scaling up).

Wie langwierig es ist, nur ein einziges neues Arzneimittel auf den Markt zu bringen, ist aus der Tatsache abzuschätzen, dass von den Chemikern etwa 10 000 neue chemische Substanzen synthetisiert werden müssen, bis eine einzige gefunden wird, die allen Anforderungen gerecht wird.

Die verschiedenen Stufen der Entwicklung eines Arzneimittels sind in Schema 2 zusammengefasst.

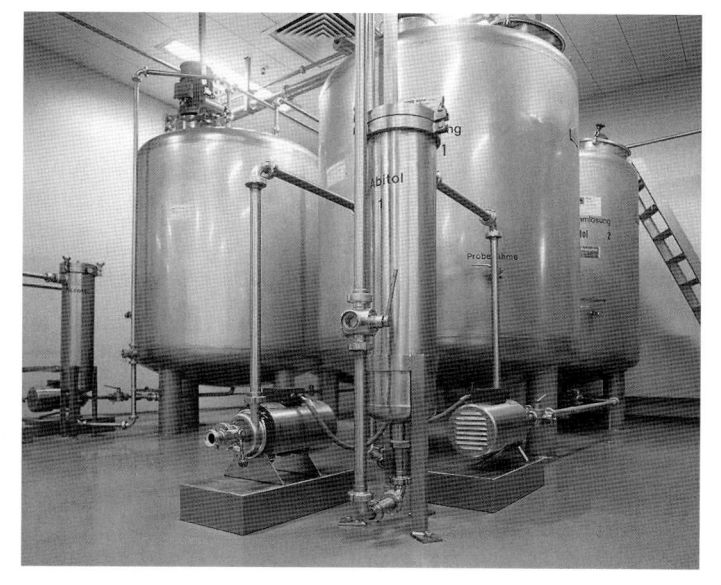

Abb. 9: Ansatzkessel der chemischen Produktion.

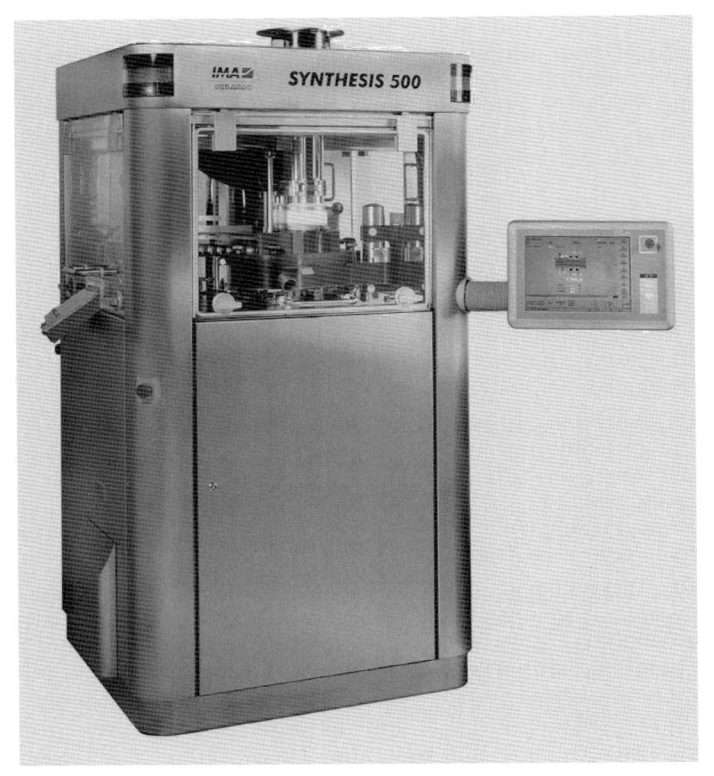

Abb. 10: Tablettenpresse der pharmazeutischen Fertigung.

Biotechnologie

Eine neuentwickelte Methode zur Gewinnung von Wirkstoffen ist die Biotechnologie. Hier macht man sich die Möglichkeit zunutze, Zellen durch gezielte Veränderung ihres Erbgutes zur Produktion von gewünschten, sehr komplizierten chemischen Verbindungen zu veranlassen, die später als Wirkstoffe in Arzneimitteln Verwendung finden. Durch diese neue Technologie ist man in der Lage, auch komplexeste körpereigene Verbindungen wie z. B. das Insulin großtechnisch herzustellen. Dieser Bereich der Wirkstoffgewinnung gewinnt zunehmend an Bedeutung, da auf diese Weise Wirkstoffe gewonnen werden können, die denen im Menschen vorkommenden Molekülen – wie z. B. Antikörper – identisch oder zumindest sehr ähnlich sind. Somit ergeben sich völlig neue Therapieansätze, die zur Behandlung von bisher nicht oder nur ungenügend behandelbaren Krankheiten herangezogen werden können.

Allgemeine Grundlagen

```
┌─────────────────────────────┐
│ Chemisches oder Biotechno-  │
│ logisches Forschungslabor   │
└──────────────┬──────────────┘
               ▼
┌─────────────────────────────┐
│    Pharmakologisches        │
│    Forschungslabor          │
└──────────────┬──────────────┘
               ▼
┌─────────────────────────────┐
│         Galenik/            │
│    Verfahrensentwicklung    │
└──────────────┬──────────────┘
               ▼
┌─────────────────────────────┐
│     Klinische Prüfung       │
└──────────────┬──────────────┘
               ▼
┌─────────────────────────────┐
│    Einführungsbeschluss     │
└──────────────┬──────────────┘
               ▼
┌─────────────────────────────┐
│     Behördliche Zulassung   │
└──────────────┬──────────────┘
               ▼
┌─────────────────────────────┐
│   Pharmazeutische Produktion│
└──────────────┬──────────────┘
               ▼
┌─────────────────────────────┐
│       Markteinführung       │
└─────────────────────────────┘
```

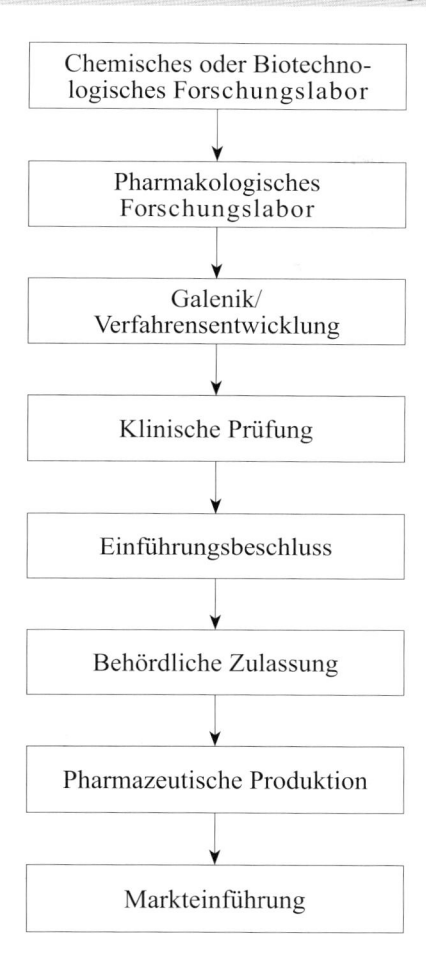

Schema 2.

Kontrollfragen

1. *Welche Stufen durchläuft die Entwicklung eines Arzneimittels?*
2. *Welche Aufgabe hat die pharmakologische Prüfung?*
3. *Was geschieht in der „Galenischen Entwicklung"?*
4. *Was geschieht bei der klinischen Prüfung?*
5. *Welche Verfahren der Erlangung einer Zulassung gibt es?*

6. Pharma und Umwelt

Bei der Herstellung und Verpackung von Arzneimitteln entstehen Rückstände und Abfälle, Abwässer und Stäube, die bei unsachgemäßer Handhabung zu einer ernsthaften Belastung der Umwelt führen können.

Durch unsachgemäße Ablagerung von Produktionsrückständen können der Boden und das Trinkwasser vergiftet werden. Durch das Einleiten von giftigen und gesundheitsschädlichen Abwässern in Flüsse und Seen kann das Leben in den Gewässern zerstört werden.

Durch das Ablassen von giftigen, gesundheitsschädlichen und geruchsbelästigenden Gasen oder Stäuben in die Atmosphäre können Luft, Boden oder Wasser verpestet und belastet werden, Menschen können gesundheitliche Schäden erleiden.

Der Gesetzgeber hat daher durch Gesetze und Verordnungen, die auch für andere Industriezweige gelten, vorgegeben, dass Umweltbelastungen vermieden oder verringert werden müssen.

Am besten ist es, wenn durch umweltschonende Verfahren Belastungen gar nicht erst auftreten. Trotz aller Anstrengungen treten aber im Produktionsprozess unvermeidliche Mengen an Rückständen, Abfällen, Spülwässern, Stäuben und Gasen auf, die entsprechend den gesetzlichen Auflagen verwertet oder entsorgt werden müssen.

So werden Abfälle oder Produktionsrückstände in aller Regel sachgerecht verbrannt bzw. abgelagert.

Luft und Wasser müssen nach Nutzung im Produktionsprozess gereinigt werden. Dies geschieht durch Filter bzw. in einer Abwasserbehandlungsanlage.

Die Hauptmengen zu entsorgender Abfälle entstehen in Pharma-Betrieben durch:

- Fehlchargen
- Anlaufverluste

Fehlchargen müssen also nicht nur wegen der damit verbundenen Gefahren für die Patienten, sondern auch wegen des Umweltschutzes vermieden werden. Auch dies ist ein Grund, weshalb jeder verpflichtet ist, bei der Herstellung von Arzneimitteln sich genau und sorgfältig an die Herstellungsvorschriften zu halten.

Auch beim Anlauf von Maschinen (Tablettenpressen, Verpackungsmaschinen) entsteht Abfall. Dieser muss auch aus GMP-Gründen streng getrennt von der Gutware gehandhabt werden. Nur dann, wenn es ausdrücklich genehmigt ist, darf der Abfall aufgearbeitet und wiederverwendet werden. Um hier ein Risiko zu vermeiden, wird die Abfallentsorgung in den Betrieben nach speziellen Arbeitsanweisungen durchgeführt.

Allgemeine Grundlagen | 39

Die Abfallentsorgung ist durch das *Kreislaufwirtschafts- und Abfallgesetz* geregelt. Abfall muss in der Regel sortiert nach Abfallart in dafür bezeichnete Behälter gegeben werden. Von hier erfolgt dann der Abtransport zur Lagerung auf Sondermülldeponien, oder die Abfälle werden einem gesteuerten Verbrennungsprozess zugeführt. Nichts darf unkontrolliert beseitigt werden. Lösungsmittel sind sparsam einzusetzen. Sie werden gesondert gesammelt und können zum Teil wieder durch Destillation in Fachbetrieben gereinigt werden. Ein weiteres wichtiges Bundesgesetz zum Schutz von Mensch und Umwelt ist die *Verordnung über gefährliche Stoffe (Gefahrstoffverordnung)*.

Ihr Zweck ist es, den Menschen vor arbeitsbedingten und sonstigen Gesundheitsgefahren zu schützen und die Umwelt vor stoffbedingten Schädigungen zu bewahren.

Die Verordnung regelt u. a., welche Stoffe als gefährlich einzustufen sind und wie sie gekennzeichnet und verpackt sein müssen (z. B. bei solchen, die leichtentzündlich oder giftig sind). Ferner legt sie fest, welche Stoffe nicht in den Verkehr gebracht werden dürfen (z. B. bestimmte asbesthaltige Verbindungen).

Ein weiterer Abschnitt regelt den Umgang mit Gefahrstoffen. Hierzu gehören z. B. Schutzmaßnahmen, Betriebsanweisungen, Unterrichtung der Arbeitnehmer, Vorsorgeuntersuchung sowie Aufbewahrung und Lagerung gefährlicher Substanzen.

Kontrollfragen

1. Warum müssen Abfälle und Fehlchargen vermieden werden?
2. Welche Folgen hat die ungeordnete Beseitigung von Rückständen für Boden, Wasser und Luft?
3. Wie müssen Abfälle entsorgt werden?

II. Arzneimittelherstellung

1. Flüssige Zubereitungen

Es gibt verschiedene Flüssigkeitstypen. Vergleichen wir z. B. Salzwasser, Milch und Wandfarbe. Alle drei sind flüssig und trotzdem unterschiedlich. Salzwasser ist eine klare Lösung, in der Milch sind Fett-Tröpfchen fein verteilt, in der Wandfarbe feines weißes oder farbiges Pulver.

Wir unterscheiden daher (Abb. 11):

Lösungen: klare Flüssigkeiten (z. B. Salzwasser)

Emulsionen: Flüssigkeiten mit fein verteilten Fett-Tröpfchen (z. B. Milch)

Suspensionen: Flüssigkeiten mit fein verteiltem Pulver (z. B. Wandfarbe)

Das sind Beispiele aus dem täglichen Leben. Aber diese unterschiedlichen Flüssigkeitsarten gibt es auch bei den Arzneiformen.

Arzneiliche Flüssigkeiten dienen sowohl zur Einnahme als auch zur Anwendung auf der Haut oder speziellen Körperbereichen (z. B. Auge, Nase oder Ohr):

Lösungen z. B. als Hustensäfte oder Nasentropfen

Emulsionen z. B. zur Rheuma-Einreibung

Suspensionen z. B. als Magenmittel

(1) Wasser

Der gebräuchlichste Hilfsstoff in der pharmazeutischen Fertigung ist Wasser. An ihn werden besondere Qualitätsanforderungen gestellt.

Wir unterscheiden nach dem Arzneibuch die Qualitäten:

- ○ Gereinigtes Wasser
- ○ Wasser für Injektionszwecke

Gereinigtes Wasser wird meist unter Verwendung von Ionenaustauschern aus Trinkwasser gewonnen (entmineralisiertes Wasser). Es wird für innerlich und äußerlich anzuwendende Arzneimittel eingesetzt.

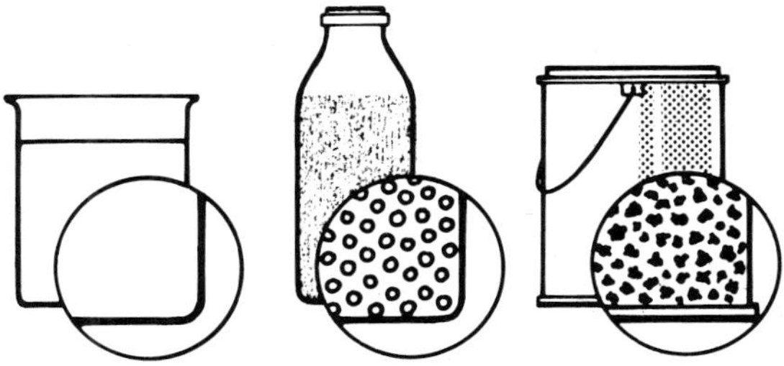

Arzneimittelherstellung | 41

Abb. 11: Flüssigkeiten.

Wasser für Injektionszwecke wird in der Regel aus gereinigtem Wasser durch Destillation oder durch eine andere geeignete Methode (Umkehrosmose) gewonnen. Die Destillationsapparatur muss aus Materialien bestehen, die keine Stoffe an das Wasser abgeben. Das destillierte Wasser muss so aufgefangen werden, dass eine Verunreinigung, insbesondere mit Mikroorganismen, auszuschließen ist. Wasser für Injektionszwecke muss frei von sichtbaren Schwebeteilchen und fiebererregenden Stoffen (Pyrogenen) sein.

Da auch reinstes Wasser von Mikroorganismen besiedelt werden kann, die sich in kürzester Zeit massenhaft vermehren, sollte Wasser bis zum Einsatz nie länger stehen gelassen, sondern stets am gleichen Tage verbraucht werden.

(2) Lösungen

Zusammensetzung

Eine Lösung ist eine klare Flüssigkeit. Sie enthält Wirkstoffe und Hilfsstoffe gelöst im Lösungsmittel. Eine Lösung enthält also

Lösungsmittel	z. B.	Wasser
		Alkohol
		Öl
		oder auch Gemische verschiedener Lösungsmittel
Wirkstoffe	z. B.	Vitamine
		hustenlindernde Stoffe
		schmerzlindernde Stoffe
Hilfsstoffe	z. B.	Geschmacksstoffe
		Parfümöle
		Konservierungsmittel

Wässrige Lösungen werden meist mit gereinigtem Wasser hergestellt. Eine besondere Form wässriger Lösungen sind Sirupe, wobei Zuckersirup oder Sorbitollösung (für Diabetiker geeignet) als Mittel zur Geschmacksverbesserung dienen.

Alkoholische Lösungen enthalten als Lösungsmittel meist Ethylalkohol (Ethanol) für einzunehmende Arzneimittel oder Isopropylalkohol (Isopropanol) für die äußerliche Anwendung. Mitunter werden wässrigalkoholische Lösungen hergestellt. Dies ist dann nötig, wenn sich einige Stoffe in Wasser, andere in Alkohol lösen.

Herstellung

Das Lösungsmittel wird in einen großen Behälter aus rostfreiem Stahl genau eingemessen, anschließend werden darin die vorher abgewogenen Wirk- und Hilfsstoffe unter Rühren mit einem Rührwerk gelöst (Abb. 12).

Die meisten Substanzen lassen sich bei erhöhter Temperatur leichter lösen. Lösungen schwerlöslicher Substanzen oder konzentrierte Lösungen werden daher in der Hitze schneller bereitet. Zuckersirup wird immer heiß hergestellt. Schwer lösliche Stoffe werden häufig in einer Teilmenge des Lösungsmittels heiß gelöst, anschließend wird die nicht erhitzte Restmenge hinzugegeben.

Bei wässrig-alkoholischen Lösungen werden die wasserlöslichen Stoffe in Wasser, die alkohollöslichen in Alkohol gelöst. Die beiden Lösungen werden dann miteinander gemischt. Dabei müssen die vorgeschriebenen Verfahrensbedingungen genau eingehalten werden, weil sonst die gelösten Stoffe wieder ausfallen können und die Lösungen trübe werden. Damit das nicht geschieht, enthalten solche Lösungen stets einen Lösungsvermittler.

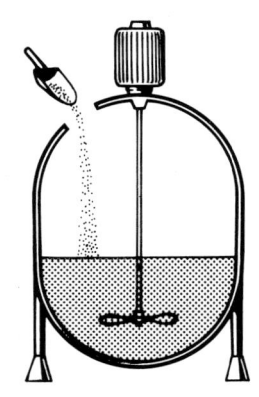

Abb. 12: Behälter mit Rührwerk.

Arzneimittelherstellung | 43

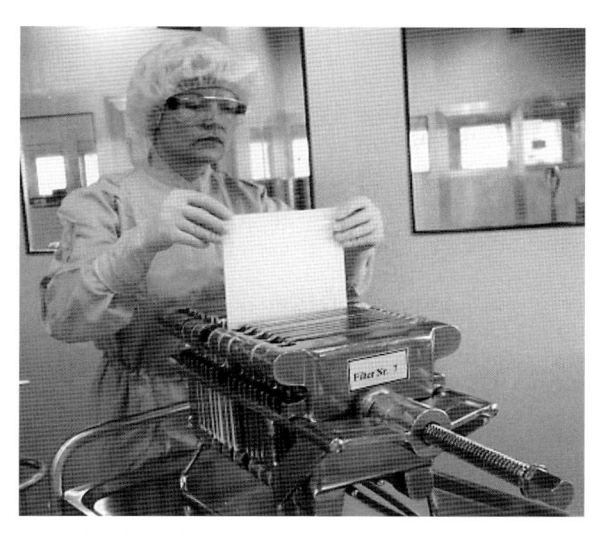

Abb. 13: Schichtenfilter.

Nach der Bereitung der Lösungen werden diese filtriert, um Trübungen oder Verunreinigungen zu entfernen. Dabei unterscheiden wir mehrere Verfahren:

Filtrieren durch Ein- oder Mehrschichten-Filter

Die Lösung wird durch mehr oder weniger dicke Platten aus Cellulose oder Kunststofffasern gedrückt. Hierbei werden ungelöste Teilchen durch Adsorption am Fasergeflecht im Inneren des Filters festgehalten. Als Filtergeräte werden vielfach Filterpressen eingesetzt. Bei ihnen kann man eine gewünschte Anzahl von Einzelelementen zusammenstellen und mit Filterplatten bestücken (Abb. 13). Die Elemente sind parallel geschaltet, d. h. die Lösung fließt jeweils nur durch eine Platte (Abb. 14). Durch viele Platten und erhöhten Druck auf die Lösung kann eine hohe Filterleistung erreicht werden.

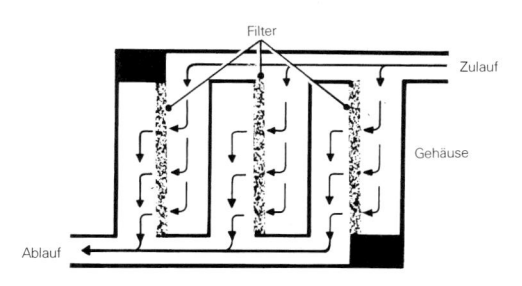

Abb. 14: Mehrschichtenfilter.

Filtrieren durch Membranfilter-Kerzen

Die Membranfilter werden aus Folien hergestellt. Sie bestehen aus Celluloseverbindungen oder Kunststoffen und haben mehr oder weniger gleich große Poren. Verunreinigungen und ungelöste Bestandteile einer Lösung werden an der Filteroberfläche wie bei einem Sieb zurückgehalten, wenn die Poren des Filters klein genug sind. Damit auch große Filterflächen möglichst wenig Platz einnehmen, werden die Membranen zickzackförmig gefaltet und auf einem Kunststoffzylinder befestigt. Diese Form des Filters wird als Kerzenfilter bezeichnet und kann in ein passendes zylindrisches Filtergehäuse eingesetzt werden (Abb. 15). Die Lösung passiert den Filter von außen nach innen (Abb. 16). Haben sich die Poren mit Feststoff zugesetzt, wird der Filter entsorgt.

Sterilfiltration

Siehe unter „Injektions-und Infusionslösungen" (S. 47).

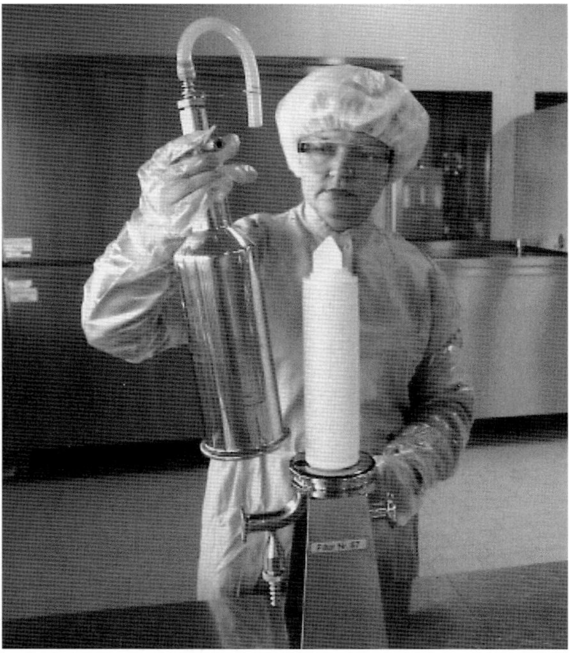

Abb. 15: Kerzenfilter.

Arzneimittelherstellung | 45

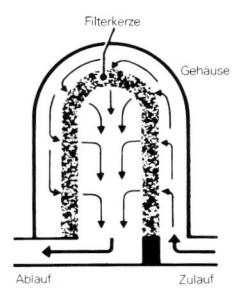

Abb. 16: Filterkerze.

(3) Emulsionen

Zusammensetzung

Bei flüssigen Emulsionen (Abb. 17) wird meist eine ölige Lösung in einer wässrigen fein verteilt. Man spricht dann von einer „Öl-in-Wasser-Emulsion" oder „O/W-Emulsion" (es gibt auch Wasser-in-Öl-Emulsionen, z. B. bei Cremes). Die wässrige Flüssigkeit bezeichnet man als „Wasserphase" oder „äußere Phase", die Fett-Tröpfchen als „Ölphase" oder „innere Phase".

Beide Phasen können Wirkstoffe und Hilfsstoffe enthalten. Wichtige Hilfsstoffe sind hier die Emulgatoren. Sie verhindern das Zusammentreten der Fett-Tröpfchen, die dann eine zusammenhängende Fettschicht bilden würden wie Rahm auf der Milch. Weiter enthält die wässrige Phase meist Stoffe, die die Zähigkeit erhöhen, wie z. B. Schleime. Auch diese erschweren das Zusammentreten der Öl-Tröpfchen.

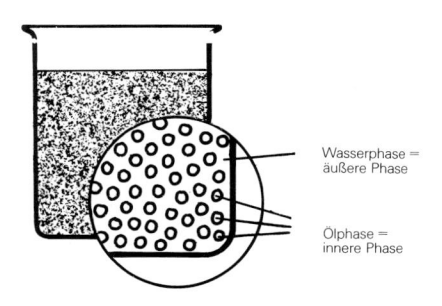

Abb. 17: Emulsion.

Wasserphase: Gereinigtes Wasser
Wasserlösliche Wirkstoffe
Geschmacks- oder Geruchsstoffe
O/W-Emulgatoren
Schleimbildner
Konservierungsmittel
Ölphase: Fett
Fettlösliche Wirkstoffe
Geschmacks- oder Geruchsstoffe
W/O-Emulgatoren

Herstellung

Die Herstellung von Emulsionen kann je nach deren Art unterschiedlich sein. Stets werden jedoch die beiden Phasen als Lösungen getrennt hergestellt und filtriert. Den Emulgiervorgang führt man am besten in Prozesskesseln mit Rührer und Homogenisator durch (s. S. 65 (Cremes)).

Hierzu wird eine Phase im Prozesskessel vorgelegt, und unter Rühren lässt man die zweite Phase zulaufen. Sie verteilt sich hierbei in Form größerer Tropfen in der äußeren Phase. Durch den hochtourig laufenden Homogenisator werden diese Tropfen weiter zerkleinert und fein verteilt.

(4) Suspensionen

Wie die Emulsionen, die aus zwei ineinander unlöslichen Flüssigkeiten bestehen, sind auch Suspensionen Zweiphasensysteme. Die äußere Phase ist ebenfalls eine Flüssigkeit, in der aber ein unlöslicher Feststoff in fein gepulverter Form verteilt ist. Als Hilfsstoffe werden häufig Netzmittel zugegeben. Sie erleichtern die Benetzbarkeit der Feststoffe und ihre Verteilung in der Flüssigkeit.

Die festen Teilchen einer Suspension setzen sich nach einer gewissen Zeit ab und müssen deshalb vor der Anwendung wieder aufgeschüttelt werden. Damit das Absetzen erschwert wird, müssen die Feststoffe sehr fein und die Flüssigkeit durch den Zusatz von Quellstoffen besonders zähflüssig sein.

Herstellung

Bei der Herstellung von Suspensionen können ähnliche Prozesskessel wie für die Produktion von Emulsionen eingesetzt werden. Die Flüssigkeit wird vorgelegt, der feinpulverige Wirkstoff eingetragen und mit Hilfe von Rotor-Stator-Homogenisatoren (z. B. Kolloidmühlen, Zahnkranzhomogenisatoren) weiter zerkleinert und homogen verteilt. Der Stator dieser Homogenisatoren besteht häufig aus einem feststehenden Zahnkranz, in dessen Zentrum sich ein weiterer Zahnkranz – der Rotor – hochtourig dreht. Im sehr schmalen Spalt zwischen Rotor und Stator werden die Teilchen durch Scherung zerkleinert. In fertiggestellten Suspensionen setzt sich der Feststoff ab. Bei der Abfüllung muss deshalb die Homogenität durch Rühren erhalten werden.

2. Injektions- und Infusionslösungen

Allgemeines

Wiederholt wurde schon dargestellt, dass bei der Herstellung von Arzneimitteln Sauberkeit herrschen muss.

Besondere Anforderungen an die Reinheit gelten bei der Herstellung von Injektions- und Infusionslösungen. Weil solche Arzneizubereitungen direkt in den Körper eines Kranken eingespritzt werden und so in die Blutbahn gelangen, müssen sie frei von sichtbaren Schwebeteilchen, Keimen und fiebererregenden Stoffen (Pyrogenen) sein.

Als Behälter für Injektionslösungen wählt man bei einzeldosierten Lösungen vorwiegend Ampullen und Einmalspritzen aus Kunststoff. Bei Mengen über 10 ml setzt man auch Injektionsflaschen (engl. Vials) ein; bei ihnen ist eine Mehrfachentnahme möglich. Ampullen sind Glasbehälter, die nach dem Einfüllen der Lösung zugeschmolzen werden. Zum Öffnen werden sie an der engsten Stelle angefeilt und der obere Teil (die „Zwiebel") abgebrochen (Abb. 18, S. 48). Hierbei können kleinste Glaspartikel in die Lösung gelangen. Moderne Ampullen haben deshalb schon vorgefertigte Bruchstellen und brauchen nicht angefeilt zu werden (Abb. 19, S. 48 (OPC-Ampulle)).

Als Behälter für Infusionslösungen werden meist größere Glasflaschen mit einer standardisierten Öffnung verwendet. Verschlossen werden sie ebenso wie die Injektionsflaschen mit einem Gummistopfen, der mit einer Bördelkappe fixiert wird. Zur Entnahme wird der Stopfen mit der Kanüle eines speziellen Entnahmesystems durchstochen.

Raum und Mitarbeiter

Der Raum, in dem Ampullen oder Infusionsflaschen abgefüllt werden, muss äußerst sauber gehalten werden. Folgende Maßnahmen werden ergriffen:

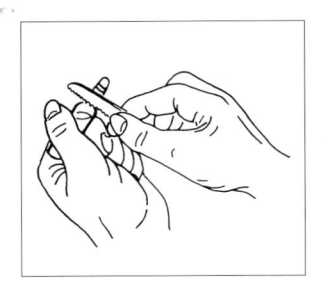

Abb. 18: Öffnen einer konventionellen Ampulle.

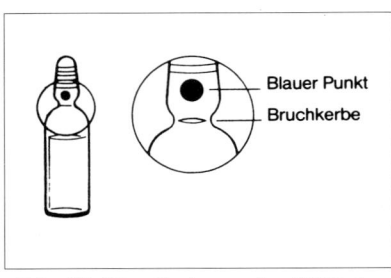

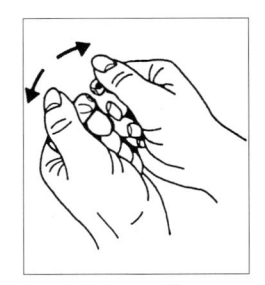

Abb. 19: Handhabung der OPC-(one-point-cut-) Ampulle.

- Die Luft, die in den Arbeitsraum gelangt, wird sterilfiltriert. Das bedeutet, der Filter muss nicht nur Staub, sondern auch Mikroorganismen zurückhalten.
- Über den Arbeitsbereichen sorgen LF-Einheiten (s. S. 56) für Belüftung mit Reinstluft.
- Hände, Arbeitstische und Geräte müssen leicht zu säubern sein und werden den Arbeitsanweisungen entsprechend wirksam gereinigt.
- In regelmäßigen Abständen erfolgt eine Desinfektion.
- Der Raum ist isoliert und nur über eine Schleuse zugänglich.

Da der reinste Raum nichts nützt, wenn die darin tätigen Menschen Schmutz einbringen, müssen sich die Mitarbeiter besonders hygienisch verhalten:

- Sie betreten den Arbeitsraum nur über eine Schleuse.
- Sie achten auf körperliche Sauberkeit.
- Sie tragen faserarme, sterile Arbeitskleidung.
- Nur die Mitarbeiter halten sich in einem Reinraum auf, die dort zu tun haben.

Reinigen der Behältnisse

Die Behältnisse werden in Glashütten hergestellt. Das dazu verwendete Glas muss von besonderer Qualität sein und darf nur sehr wenig Stoffe an die Lösung abgeben.

Da die Behältnisse von der Herstellung und vom Transport her Staubpartikel enthalten können, müssen sie vorher gereinigt werden. Das geschieht in besonderen Spülmaschinen. Hier ragt in jede Ampulle oder Flasche eine hohle Nadel, aus der filtrierte Spülflüssigkeiten in die Ampullen gespritzt werden. Mehrere Spülungen folgen aufeinander; zwischendurch und am Schluss wird die Flüssigkeit mit Pressluft aus dem Behältnis geblasen. Der automatisierte Arbeitsgang kann etwa in der Reihenfolge ablaufen, wie dies in Abb. 20 dargestellt ist.

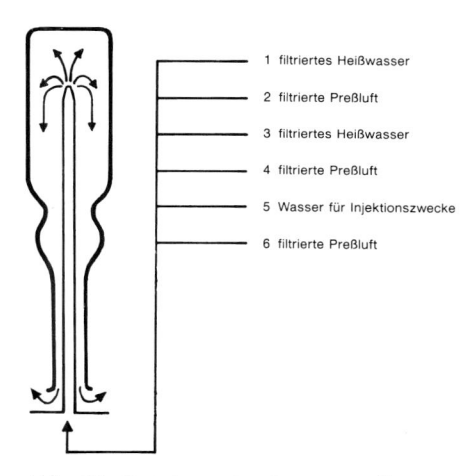

1 filtriertes Heißwasser
2 filtrierte Preßluft
3 filtriertes Heißwasser
4 filtrierte Preßluft
5 Wasser für Injektionszwecke
6 filtrierte Preßluft

Abb. 20: Reinigen der Leerampullen.

Das Filtrieren von Wasser und Pressluft sorgt dafür, dass kein Fremdpartikel in die Behältnisse gelangt.

Besonders wirkungsvoll gestaltet sich die Reinigung mit Ultraschall, da hiermit auch an den Wandungen fest anhaftende Partikel entfernt werden können.

Sterilisieren der leeren Behältnisse durch trockene Hitze

An die Reinigung schließt sich die Trocknung an. Dies geschieht durch Erhitzen auf Temperaturen über 250 °C, hierbei werden die Behältnisse sterilisiert und Pyrogene vernichtet. Anschließend werden sie auf Raumtemperatur gekühlt.

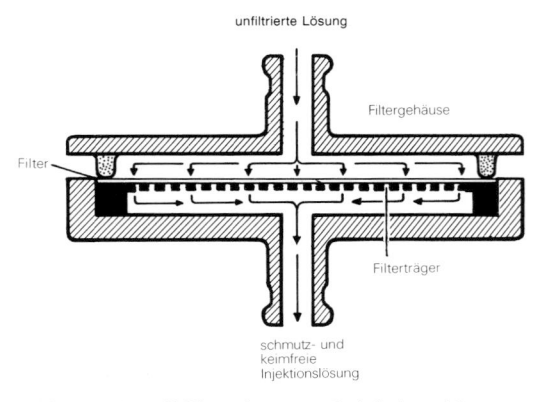

Abb. 21: Sterilfiltration von Injektionslösungen.

Herstellen der Injektions- und Infusionslösungen

Die zur Abfüllung in Ampullen oder Flaschen vorgesehenen Lösungen werden in sterilisierten, verschließbaren Kesseln aus Edelstahl angesetzt. Bei empfindlichen Wirkstoffen, die vom Sauerstoff der Luft zersetzt werden können, lässt man als Schutzgas meist Stickstoff in den Behälter zur Verdrängung der Luft einströmen. Anschließend wird die Lösung sterilfiltriert, d. h. sie wird in einem sterilen Filtergehäuse durch einen sehr feinen Filter geschickt (Abb. 21 u. 22). Dadurch werden kleine Fremdstoffteilchen sowie Mikroorganismen zurückgehalten, und man erhält eine partikel- und keimfreie Lösung.

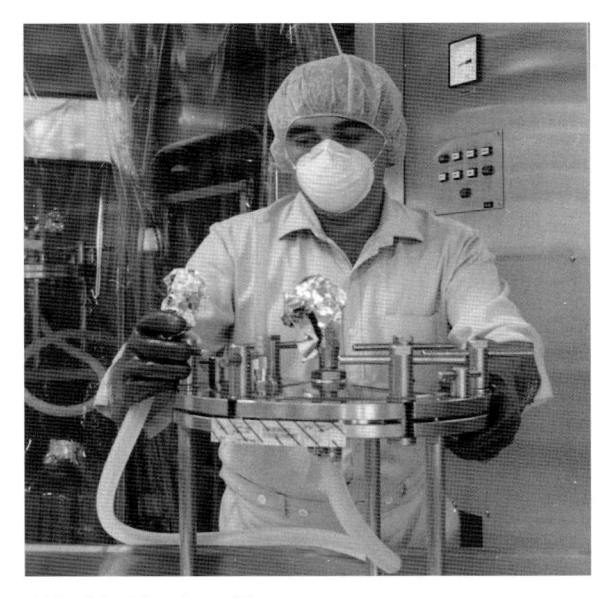

Abb. 22: Membranfilter

Befüllen von Ampullen

Das Abfüllen der Injektionslösung geschieht auf Maschinen, bei denen mehrere Ampullen gleichzeitig befüllt werden. Durch Hohlnadeln, die sich in die Leerampullen senken, wird die Lösung eindosiert. Anschließend werden die Nadeln hochgezogen und die Ampullen zugeschmolzen. Bei empfindlichen Lösungen wird an gesonderten Füllstellen Schutzgas eingeblasen, das den zersetzend wirkenden Sauerstoff verdrängt. Einen solchen Vorgang zeigt Abb. 23 (S. 52).

Mitunter werden Aufbrennampullen verwendet. Dies sind verschlossene Leerampullen, die sauber und steril vom Hersteller geliefert werden. Sie werden auf der Abfüllmaschine unmittelbar vor der ersten Füllstelle durch Aufschmelzen („Aufbrennen") geöffnet. Das anschließende Befüllen verläuft genauso wie beschrieben.

Befüllen von Infusionsflaschen

Infusionsflaschen werden ähnlich befüllt wie Ampullen, nur dass das Zuschmelzen hier durch das Aufsetzen und Verbördeln von Gummistopfen ersetzt wird.

Kompaktanlagen

Der gesamte, in viele Einzelschritte untergliederte Vorgang kann auch in einer Maschine zusammengefasst werden. Man nennt solche Maschinen Kompaktanlagen. Bei ihnen findet das Spülen und Sterilisieren der Behältnisse sowie das Abfüllen ohne eine Zwischenhandhabung statt. Spezielle Belüftungsanlagen über der Abfüll- und Verschließstation (Laminar Flow) sorgen für partikelfreie und sterilfiltrierte Luft. Durch die Zusammenfassung dieser Schritte wird das Risiko einer Verunreinigung vermindert und der Ausschussanteil gesenkt.

Sterilisation der abgefüllten Behältnisse

Trotz aller Vorsicht und trotz aller Maßnahmen kann nicht 100prozentig ausgeschlossen werden, dass einzelne Mikroorganismen in die Ampullen oder Flaschen gelangt sind. Daher werden die abgefüllten Behältnisse, wenn es der Arzneistoff zulässt, sterilisiert. Das geschieht in einem Autoklaven mit Wasserdampf oder im Heißwasserberieselungssterilisator mit Heißwasser bei 121 °C und unter einem Überdruck von etwa 1 bar. Dabei muss die Temperatur der Lösung innerhalb der Behältnisse über mindestens 15 Minuten zuverlässig eingehalten werden.

Hohlnadeln

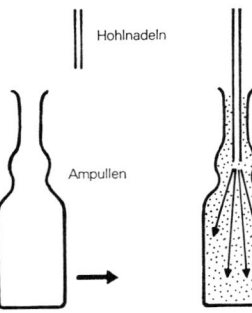

Ampullen

1. Transport der Leerampullen zur ersten Füllstelle.

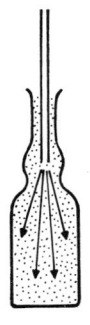

2. Erste Füllstelle (nur bei empfindlichen Lösungen): Schutzgas wird eingeblasen.

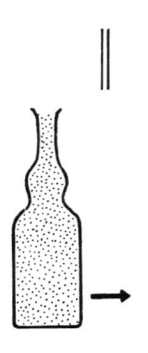

3. Transport zur zweiten Füllstelle.

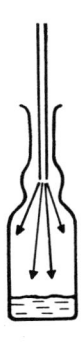

4. Zweite Füllstelle: Lösung wird eingefüllt.

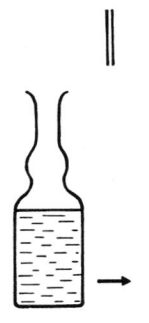

5. Transport zur dritten Füllstelle.

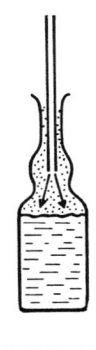

6. Dritte Füllstelle: Einblasen von Schutzgas (nur bei empfindlichen Lösungen). Anschließend Transport zur Vorwärmstelle.

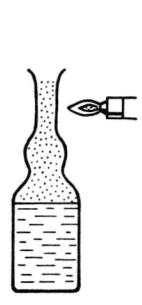

7. Abschmelzstelle wird vorgewärmt. Anschließend Transport zur Abschmelzflamme.

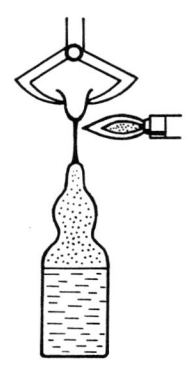

8. Verschließen der Ampulle: Das Glas wird geschmolzen, Zangen ziehen den „Spieß" der Ampulle ab.

Abb. 23: Befüllen und Verschließen von Ampullen.

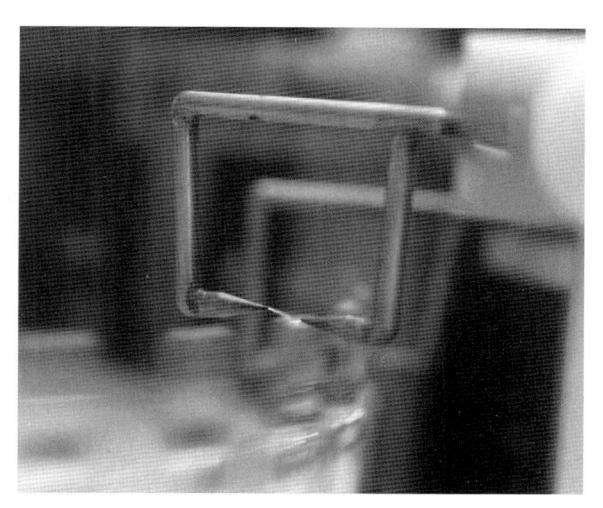

Abb. 24: Prüfung von Ampullen auf Risse.

Prüfungen

Vor der Endkontrolle im analytischen und mikrobiologischen Labor werden alle abgefüllten Behältnisse auf
- Dichtigkeit und
- Abwesenheit sichtbarer Partikel

geprüft.

Prüfung auf Dichtigkeit

Ampullen dürfen keine Risse oder Sprünge haben, denn dann könnten Mikroorganismen von außen eindringen. Sie werden deswegen auf Dichtigkeit geprüft. Früher wurden die Ampullen in einem „Blaubad" behandelt. Undichte Ampullen konnten danach an der blauen Färbung ihres Inhalts erkannt und anschließend entfernt werden. Sicherer und rationeller arbeitet ein vollautomatisches Prüfgerät. Mit ihm lassen sich Risse in Ampullen sehr gut durch Anlegen einer hohen Spannung erkennen. Bei undichten Ampullen fließt dann ein größerer Strom als bei dichten, unbeschädigten (Abb. 24). Infusionsflaschen werden meist nur visuell auf Dichtigkeit geprüft.

Prüfung auf sichtbare Partikel

Befinden sich in Injektions- oder Infusionslösungen sichtbare Partikel, so müssen diese Ampullen bzw. Flaschen aussortiert werden. Die Verunreinigungen können aus der Umgebung (Fasern), vom Abschmelzen bei Ampullen (Ruß) oder gar noch vom Glashersteller (Glassplitter) herrühren.

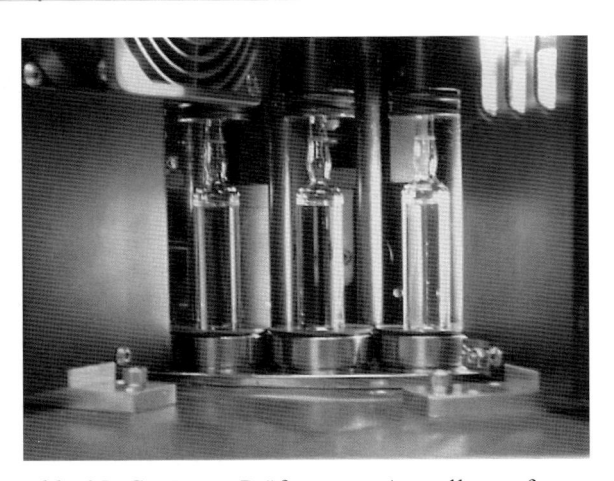

Abb. 25: Gerät zur Prüfung von Ampullen auf Fremdteilchen.

Die Prüfung wird teilweise noch als visuelle Kontrolle durch Mitarbeiter von Hand durchgeführt. Der größte Teil von Ampullen und auch von Flaschen wird aber mit elektronischen Prüfgeräten automatisch untersucht. In diesen Geräten werden die Behältnisse in Rotation versetzt und anschließend abgebremst. Nach Stillstand rotieren Partikel in der Lösung weiter. Von der einen Seite wird nun Licht eingestrahlt, so dass die Partikel einen beweglichen Schatten werfen. Diesen Schatten können gegenüber der Lichtquelle angebrachte Photosensoren erkennen. Sie veranlassen, dass fehlerhafte Arzneimittel ausgesondert werden (Abb. 25).

Validieren der Sterilisation

Da Keimfreiheit bei Injektionspräparaten unerlässlich ist, muss man sich absolute Gewissheit darüber verschaffen, dass mit dem angewendeten Prozess auch tatsächlich alle Keime getötet werden. Früher hat man sich dazu weitgehend auf die Ergebnisse der Sterilitätsprüfung gestützt. Leider ist ihre Aussage nur von begrenztem Wert, da von vielen tausend Behältnissen nur wenige untersucht werden können.

Deswegen sichert man heute Verfahren der Sterilisation durch eine Validierung ab, um sicher zu sein, dass sie zuverlässig zu sterilen Produkten führen.

Eine Validierung besteht aus zwei Stufen:

○ Sicherstellen, dass das Gerät einwandfrei arbeitet, alle Werte richtig anzeigt und die eingestellten Bedingungen zuverlässig einhält (Qualifizierung des Sterilisators).

○ Sicherstellen, dass die angewandten Bedingungen (Temperatur, Dauer des Prozesses usw.) immer zur Sterilität des Produktes führen (Prozessvalidierung).

Für die Qualifizierung des Autoklaven misst man während des Prozesses im Gerät an verschiedenen Stellen den Temperaturverlauf über die Zeit. Damit erhält man Aufschluss über Temperaturverteilungen und kann den Prozess so steuern, dass die vorgesehenen Bedingungen auch an der kältesten Stelle stets über die erforderliche Zeit erreicht werden. Wichtig ist, dass diese Untersuchung mit unterschiedlichen Beladungen durchgeführt wird und dass die Temperatur, wo immer möglich, auch im Sterilisiergut gemessen wird. Es ist leicht einzusehen, dass etwa eine Infusionsflasche mit 1 Liter Inhalt eine viel längere Aufheizphase benötigt als eine kleine Ampulle. Berücksichtigt man diese Aufheizzeit nicht, kann die Sterilisationsdauer zu kurz sein, um wirklich Keimfreiheit zu erzielen.

Für die Prozessvalidierung werden Bioindikatoren, das sind Röhrchen mit besonders widerstandsfähigen Keimen, den vorgesehenen Bedingungen ausgesetzt und anschließend auf Sterilität geprüft. Zusätzlich wird die gleiche Untersuchung auch bei niedrigeren Temperaturen wiederholt. Aus der Anzahl der überlebenden Keime bei verschiedenen Temperaturen kann man die Sicherheit des vorgesehenen Prozesses mathematisch errechnen.

Kontrollfragen

1. Warum müssen Ampullen steril sein?
2. Warum muss man Räume, in denen Ampullen abgefüllt werden, besonders sauber halten?
3. Wie werden Ampullen gereinigt?
4. Wie werden Ampullenlösungen gereinigt?
5. Beschreiben Sie die Ampullenabfüllung!
6. Was ist eine Sterilisation?
7. Wie wird der Sterilisationsprozess validiert?

3. Aseptische Herstellung

Eine Reihe von Arzneimitteln, die unbedingt bei der Anwendung am Kranken steril sein müssen, bereiten bei der Herstellung Schwierigkeiten, weil sie sich nicht durch Hitze sterilisieren lassen. Cremes werden beispielsweise beim Erhitzen zerstört, ebenso viele Wirkstoffe biologischen Ursprungs wie Penicillin oder Insulin. Auch andere Wirkstoffe zersetzen sich in der Hitze und werden unwirksam.

In solchen Fällen muss man bei der Herstellung „aseptische" Bedingungen einhalten. Das heißt, man muss so sauber arbeiten, dass Mikroorganismen gar nicht erst in die Arzneimittel gelangen können. Die Bedingungen, unter denen man dann arbeitet, sind ähnlich wie bei der Ampullenherstellung beschrieben, nur wesentlich strenger. Wichtig ist vor allem: Jeder Mitarbeiter muss sich melden, wenn er krank ist. Bei Infektionskrankheiten besteht ein besonders großes Risiko, dass die Arzneimittel kontaminiert werden.

Räumlichkeiten

Die Luft über dem offenen Produkt muss aus Laminar-Flow-Anlagen kommen (Abb. 26), die für einen gleichmäßigen Luftstrom sorgen. Die Luft darf weder Partikel, die größer als 5 µm sind, noch Mikroorganismen enthalten. Auch der umgebende Raum, in dem sich die Mitarbeiter aufhalten, unterliegt diesen strengen Forderungen. In den Reinstbereichen muss ein leichter Überdruck gegen außen herrschen, damit keinesfalls unreine Luft nach innen gelangen kann. Diese Druckdifferenz wird durch ein Warnsystem abgesichert, das die Mitarbeiter auf einen fehlerhaften Zustand in der Anlage aufmerksam macht. In diesem Falle ergreifen sie Maßnahmen, die ihnen aus einer entsprechenden Arbeitsanweisung bekannt sind. Die Räume können nur durch Schleusen betreten und müssen regelmäßig desinfiziert werden. Die Wände haben glatte, leicht zu reinigende Oberflächen.

Personal

Das Wichtigste beim Personal ist eine gründliche Ausbildung sowohl im Grundwissen als auch in allen ausgeübten Tätigkeiten. Die Schulung umfasst im wesentlichen:

- ○ Hygiene und Grundzüge der Mikrobiologie
- ○ Verhalten im aseptischen Bereich
- ○ Verhalten bei Erkrankung

Arzneimittelherstellung | 57

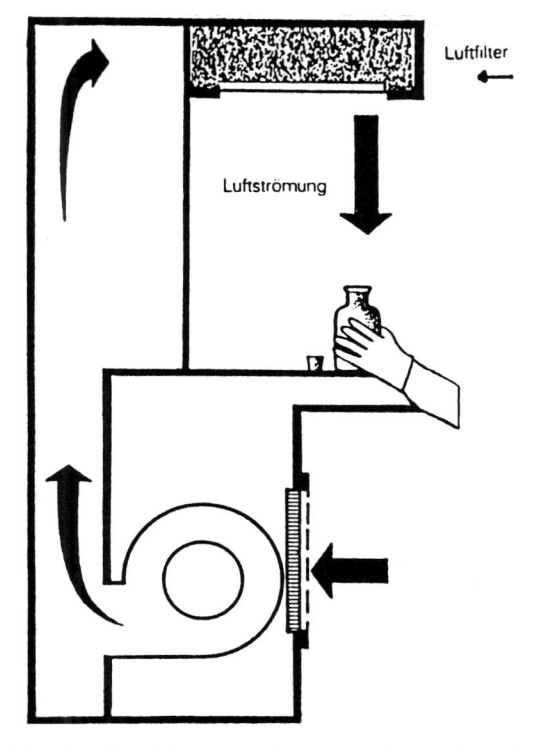

Abb. 26: Arbeitsplatz mit Laminar-Flow-Einheit.

○ Umkleidevorgang
○ Kontrollen von Luft und Umgebung
○ Spezielle Prozesse

Im aseptischen Bereich sollte möglichst wenig Personal sein, um nicht durch unnötige Turbulenzen zur Verbreitung von Verunreinigungen beizutragen. Überflüssige Bewegung, Sprechen, Eingreifen in Prozesse ist zu vermeiden. Nichts vom Boden aufheben! Auch unwillkürliche Bewegungen müssen kontrolliert werden: Ein Kratzen, weil es juckt, kann durchaus zu einer Keimbeladung des Handschuhfingers führen! Das Tragen von Schmuck und Uhren ist nicht gestattet. Die Kleidung ist faserarm und muss den ganzen Körper bedecken. Alle Teile der Kleidung, auch Unterwäsche und Strümpfe, müssen steril sein.

Das Umkleiden erfolgt in der Personalschleuse, und das Vorgehen dabei ist genau vorgeschrieben, weil Fehler zur Verschleppung von Keimen vom Körper auf die Oberfläche der Kleidung führen können. Nach

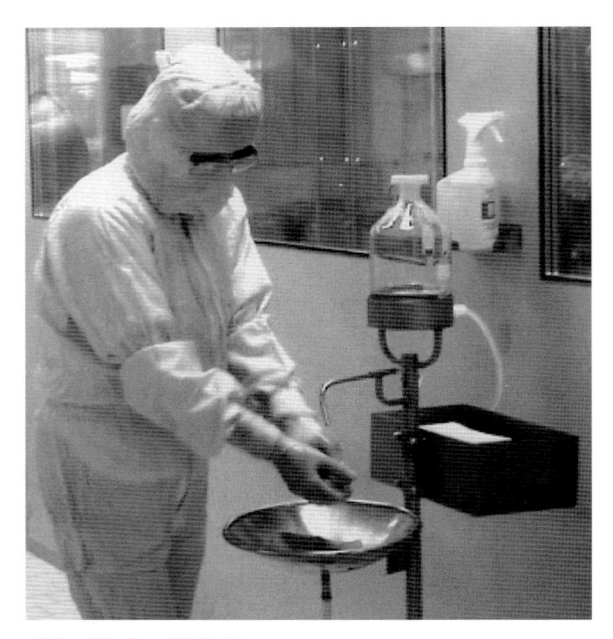

Abb. 27: Sterilkleidung.

jedem Verlassen und Wiederbetreten des Sterilbereiches wird frische Kleidung angelegt. Handschuhe gehen über die Ärmel und werden regelmäßig desinfiziert (Abb. 27).

Material

Wenn das fertig abgefüllte Produkt nicht durch Erhitzen sterilisiert werden kann, muss man Wirkstoffe, Hilfsstoffe und Behältnisse vor der Herstellung sterilisieren.

Wasser, Öl sowie andere Flüssigkeiten und Lösungen werden sterilfiltriert. Fette werden geschmolzen und warm sterilfiltriert.

Behältnisse, wie Ampullen, Injektionsflaschen oder Salbentuben, werden durch Behandlung mit trockener Hitze bzw. entkeimenden Strahlen sterilisiert. Maschinen und Rohrleitungen werden meist mit Dampf entkeimt.

Auch alle anderen Gegenstände, die im Sterilraum gebraucht werden, wie Werkzeug, Ersatzteile usw., werden wenn irgend möglich vorher sterilisiert.

Nicht sterilisierbare Geräte und Gebrauchsgegenstände werden über Materialschleusen eingebracht, in denen sie sehr gründlich desinfiziert werden.

Verfahren

Die Abfüllung des Arzneimittels verläuft dann wie üblich. Kontrollen sorgen dafür, dass eine keim- und partikelfreie Umgebung gewährleistet ist. Während die Zahl der Partikel in der Luft meist kontinuierlich gemessen wird, werden die Keime in der Luft sowie auf Oberflächen und Personal zu festgelegten Zeitpunkten bestimmt. Weitere Prüfungen, wie z. B. die Funktionsüberprüfung der Laminar-Flow-Einheiten („Nebeltest"), erfolgen in regelmäßigen Zeitabständen.

Validierung aseptischer Verfahren

Da hier das Produkt am Schluss nicht sterilisiert wird, muss man besonders sorgfältig sicherstellen, dass bei dem angewandten Verfahren zuverlässig ein steriles Arzneimittel entsteht. Deswegen führt man wie bei der Sterilisation eine Validierung durch. Als Beispiel sei hier das Vorgehen bei der aseptischen Herstellung von Lösungen beschrieben. Man lässt den Prozess in allen Einzelheiten so ablaufen, wie er in der Herstellungsvorschrift festgelegt ist, und ersetzt lediglich die abzufüllende Flüssigkeit durch eine Nährlösung, in der Mikroorganismen besonders gut wachsen. Die auf diese Weise befüllten Flaschen werden dann auf eine Temperatur von 30–35 °C, bei der sich Keime gut vermehren, erwärmt. Zeigt sich nach der festgelegten Bebrütungszeit (meist zwei bis drei Wochen) kein Keimwachstum, so ist das ein Zeichen dafür, dass der Prozess einwandfrei verläuft. In der Regel werden für eine solche Validierung drei Testläufe mit einer großen Anzahl Flaschen durchgeführt. Zur ständigen Prozessüberwachung werden solche Versuche ein- bis zweimal jährlich wiederholt.

4. Gefriertrocknung (Lyophilisation)

Allgemeines

Mit der Gefriertrocknung können aus wässrigen Lösungen sehr schonend Trockensubstanzen gewonnen werden. Der Umweg, Wirk- und Hilfsstoffe erst aufzulösen und sie dann wieder zu trocknen, ist vor allem bei Injektionspräparaten in einigen Fällen sinnvoll. Es gibt Arzneistoffe, die sich mit der Zeit in Wasser zersetzen. Um sie steril und frei von sichtbaren Partikeln zu erhalten, kann man sie zunächst auflösen und sterilfiltrieren. Dann füllt man die Lösung in Injektionsfläschchen, trocknet sie im Gefrierverfahren unter sterilen Bedingungen und verschließt die Fläschchen.

Man erhält ein haltbares, keimfreies Pulver, das erst unmittelbar vor der Anwendung vom Arzt in gleichfalls sterilem Wasser für Injektionszwecke aufgelöst wird.

Ein zusätzlicher Vorteil dieses Verfahrens ist die leichte Löslichkeit der so gewonnenen Pulver. (Die Bezeichnung „Lyophilisieren" bedeutet „leicht löslich machen".)

Grundlagen

Will man aus wässrigen Lösungen trockene Substanzen gewinnen, muss man das Wasser verdampfen. Unter normalen Bedingungen sind dazu Temperaturen von etwa 100 °C erforderlich, und viele Stoffe, vor allem biologischen Ursprungs, zersetzen sich dabei bereits.

Die Siedetemperatur des Wassers kann man aber senken, indem man den Luftdruck über der Wasseroberfläche herabsetzt, d. h. ein Vakuum anlegt. Auf hohen Bergen z. B., wo die Luft dünner ist (= schwaches Vakuum), kocht das Wasser schon bei so tiefen Temperaturen, dass man Mühe hat, ein Ei darin hart zu bekommen. Erniedrigt man den Druck noch weiter, so kann Wasser schon bei Raumtemperatur und sogar darunter sieden. Bei normalem Sieden spritzt eine Flüssigkeit sehr stark, und gerade bei kleinen Injektionsfläschchen würde ein großer Teil des Inhalts verlorengehen. Deswegen friert man die Lösung vor dem Evakuieren ein, dadurch wird sie fest und kann nicht mehr spritzen.

Wie kann nun aus solch einem Eisklötzchen Wasser verdampfen? Weil – und das klingt zunächst überraschend – auch Eis verdunstet. Im Winter kann man beobachten, dass dünne Schneedecken auch bei anhaltend kaltem Wetter allmählich schwinden. Das Gleiche geschieht beim Gefriertrocknen, wobei dieser Vorgang noch vom Vakuum beschleunigt wird. Das Verdunsten von festen Stoffen, hier von Eis, nennt man Sublimieren.

Verfahren

Man unterscheidet beim Gefriertrocknen drei wichtige Schritte:

- ○ Einfrieren
- ○ Haupttrocknung
- ○ Nachtrocknung

Zum *Einfrieren* werden die aseptisch befüllten Fläschchen steril in Gefriertrockner eingebracht und die Lösung bei sehr tiefen Temperaturen gefroren. Je nach Produkt muss dieser Prozess schneller oder langsamer ablaufen.

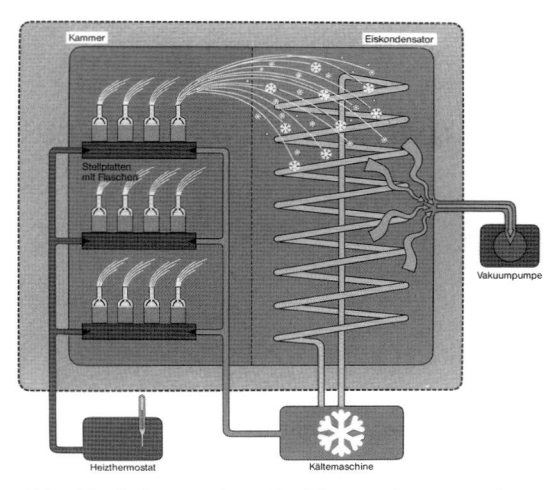

Abb. 28: Schema einer Gefriertrocknungsanlage.

Für die *Haupttrocknung* werden Temperaturen gewählt, die tief genug sind, dass das Gut nicht auftaut, doch nicht so tief, dass das Wasser allzu langsam verdunstet. Man hält die Temperaturen daher knapp unter dem Auftaupunkt.

Zur *Nachtrocknung* kann man meist die Temperatur steigern, jedoch nur so weit, dass keine Produktschädigung eintritt.

Der ganze Prozess läuft automatisiert in Anlagen ab, die alle notwendigen Steuer- und Registriereinrichtungen enthalten und steriles Arbeiten erlauben (Abb. 28).

Kontrollfragen

1. Wann wendet man aseptische Verfahren an?
2. Worauf kommt es dabei an?
3. Worüber müssen Mitarbeiter in der aseptischen Fertigung Bescheid wissen?
4. Welche Forderungen gelten für die Luft in aseptischen Bereichen?
5. Wie verhalten sich Mitarbeiter in Sterilräumen?
6. Wie validiert man aseptische Verfahren?
7. Was ist eine „Gefriertrocknung", und wann setzt man sie ein?

5. Halbfeste Zubereitungen

Allgemeines

Bei den halbfesten Zubereitungen, die zur Anwendung auf der Haut oder bestimmten Schleimhäuten bestimmt sind, unterscheidet das Arzneibuch:

- Salben
- Cremes
- Gele
- Pasten

Sie bestehen aus einer Grundlage, in der normalerweise Wirk- und Hilfsstoffe gleichmäßig verteilt sind.

Zu den Hilfsstoffen gehören Konservierungsmittel gegen den Verderb durch Mikroorganismen und Antioxidantien zum Schutz gegen Sauerstoff. Verdickungsmittel sorgen dafür, dass eine flüssige Grundlage halbfest und somit streichfähig wird. Emulgatoren ermöglichen die Herstellung stabiler Grundlagen, die zugleich aus wässrigen und fettigen Bestandteilen bestehen.

Die Aufgaben, die verschiedene halbfeste Zubereitungen haben, können sehr unterschiedlich sein. Einige wirken nur auf der Oberfläche. Sie schützen die Haut vor äußeren Einwirkungen. Andere dringen in die Haut ein, und die Wirkstoffe können in das umliegende Gewebe oder sogar in die Blutbahn gelangen und so auch an entfernteren Stellen des Körpers ihre Wirkung entfalten.

Je nach ihrer Aufgabe sind die halbfesten Zubereitungen in ihrer Grundlage verschieden aufgebaut. Allgemein kann man sagen: je fetthaltiger eine halbfeste Zubereitung ist, desto weniger dringt ein Wirkstoff in die Haut ein, und je wasserhaltiger sie ist, desto leichter kann der Wirkstoff resorbiert werden.

Die Wirkstoffe können z. B. in einer Salbe oder Creme gelöst oder ungelöst (suspendiert) vorliegen. Sind sie in der Salbengrundlage nicht löslich, werden sie fein gemahlen, damit sie keine Hautreizungen verursachen können.

Nachfolgend sollen Eigenschaften und Herstellung der vier nach dem Arzneibuch unterschiedenen Arten halbfester Zubereitungen beschrieben werden.

Arten halbfester Zubereitungen

● **Salben**

Salben bestehen aus einer einheitlichen Grundlage. Die wasserabstoßenden Salben bestehen aus Fetten, Wachsen oder Vaseline; häufig aus Gemischen dieser drei Substanzen. Sollen die Fettsalben besonders geschmeidig sein, setzt man Öl oder flüssiges Paraffin zu. Die Grundlagen der Salben, die mit Wasser mischbar sind, bestehen dagegen aus verschiedenen Macrogolen (Polyethylenglykole). Nach Anwendung auf behaarter Haut lassen sich diese leicht wieder abwaschen.

● **Cremes**

Schon bei den Flüssigkeiten haben wir Emulsionen kennengelernt. Cremes sind halbfeste Emulsionen. Sie sind nicht wie die Salben einheitlich aufgebaut, sondern bestehen aus zwei unterschiedlichen Phasen, einer fettigen, öligen Phase und einer wässrigen Phase. Wir unterscheiden zwei Emulsionstypen (Abb. 29):

1. Wasser-in-Öl-Emulsion (W/O-Emulsion); feinste Wassertröpfchen sind im Fett verteilt (Butter z. B. ist eine W/O-Emulsion).
2. Öl-in-Wasser-Emulsion (O/W-Emulsion); hier sind umgekehrt feine Fetttröpfchen im Wasser verteilt.

Da sich Mikroorganismen in Cremes besonders gut vermehren können, werden ihnen meist Konservierungsmittel zugesetzt. Außerdem enthalten Cremes Emulgatoren, damit die Fett- oder Wassertröpfchen nicht zusammentreten (ähnlich dem Aufrahmen von Milch) und die Emulsion dadurch zerstört wird.

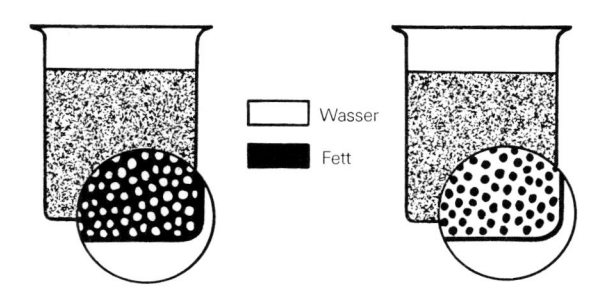

Abb. 29: Cremes. Links: W/O-Emulsion (außen Fett, innen Wassertröpfchen); rechts: O/W-Emulsion (außen Wasser, innen Fetttröpfchen).

- **Gele**

Sie bestehen aus Flüssigkeiten, die durch relativ geringe Mengen Quellmittel einen halbfesten Zustand angenommen haben (ähnlich einem Fruchtsaftgelee). Als Gelbildner werden Methylcellulose, ähnliche Celluloseverbindungen, Polyacrylate oder Quelltone verwendet. Auch den Gelen setzt man wegen des meist hohen Wassergehaltes Konservierungsmittel zu.

- **Pasten**

Pasten enthalten in der Salbengrundlage große Anteile feinen Pulvers. Der Feststoffanteil kann bei über 50 % liegen.

Herstellung

- **Salben**

Zuerst stellt man die Salbengrundlage her. Man schmilzt dabei die einzelnen genau abgewogenen Bestandteile bei etwa 70 °C, mischt mit einem Rührwerk gut durch, filtriert die heiße Schmelze und kühlt die Salbengrundlage ab.

Bei etwa 50 °C (die Grundlage ist dann immer noch flüssig) setzt man die löslichen Wirkstoffe zu, mischt wieder mit dem Rührwerk und kühlt unter weiterem Rühren ab.

Die Herstellung der Salben wie auch der anderen halbfesten Zubereitungen lässt sich am besten in Prozesskesseln durchführen. Prozesskessel haben einen dichtschließenden Deckel. So können die Salben unter Vakuum luftfrei hergestellt werden. Außerdem bestehen sie aus einem Doppelmantel, durch den Wasser mit gesteuerter Temperatur zum Heizen oder Kühlen fließt. In jedem Prozesskessel befinden sich Rührer und Homogenisatoren (s. Abb. 30). Die Rührer übernehmen das einfache Mischen und Abschaben der Salbe von der Behälterwand. Die Homogenisatoren sind hochtourig drehende Aggregate, die feste Teilchen oder Flüssigkeitstropfen zerkleinern und gleichmäßig in der Grundlage verteilen können. Sind die Wirkstoffe in der Salbengrundlage unlöslich, so gibt man diese in feingemahlener Form bei laufendem Homogenisator zu, wenn die Grundlage noch flüssig ist. Der Feststoff wird dann homogen, d. h. gleichmäßig in der Grundlage verteilt. Man kann die unlöslichen Wirkstoffe auch in einer kleinen Menge der Schmelze anrühren und dann den Rest der noch flüssigen Grundlage nach und nach zugeben. Damit keine Klumpen in der Salbe bleiben, wird diese zuletzt noch homogenisiert.

Arzneimittelherstellung | 65

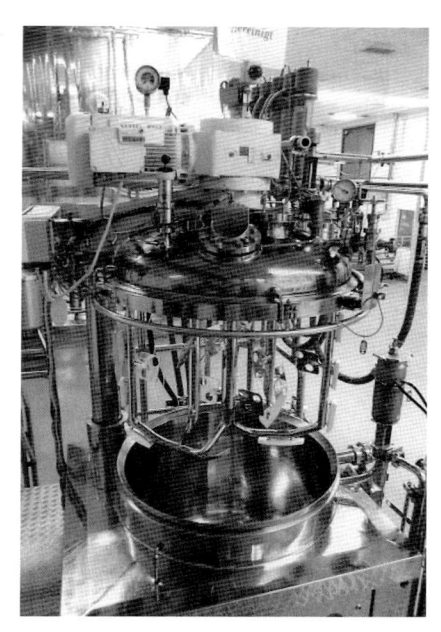

Abb. 30: Prozesskessel mit Mischorganen; in der Mitte die Welle des Ankerrührers mit den beiden Rührarmen, dazwischen Stromstörer.

● **Cremes**

Die wässrige und die ölige Phase (die beiden Bestandteile einer Creme, s. o.) werden getrennt in zwei Ansatzkesseln hergestellt. Dabei verfährt man mit der öligen Phase genau so, wie wir es bei den Salben gesehen haben. Man schmilzt die verschiedenen Fette zusammen und setzt die fettlöslichen Wirk- und Hilfsstoffe zu. Die wässrige Phase stellt man wie eine gewöhnliche Lösung her; man löst die Wirk- und Hilfsstoffe unter Rühren in gereinigtem Wasser auf, wobei man die Flüssigkeit meist erwärmt. Die beiden warmen Flüssigkeiten werden dann aus den Ansatzkesseln in den Prozesskessel überführt und mit Hilfe des Rührsystems gemischt. Durch den Homogenisator wird dann die innere Phase (also die Fettphase bei O/W-Emulsionen bzw. die Wasserphase bei W/O-Emulsionen) möglichst fein verteilt (homogenisiert).

Dieses Homogenisieren geschieht meistens unter Anlegen eines Vakuums, um Lufteinschlüsse zu vermeiden. Während des Rührens und Homogenisierens wird die Creme langsam abgekühlt. Wenn sie eine bestimmte Temperatur erreicht hat, kann sie aus dem Kessel ausgetragen werden.

Gele

Wässrige Gele stellt man durch Einrühren kleiner Mengen Schleimbildner in kaltes oder warmes Wasser oder in Gemische aus Wasser und Alkohol her. Nach ausreichender Zeit entsteht durch Quellung eine gallertige Zubereitung. Wirk- und Hilfsstoffe werden vorher in dem Lösungsmittel gelöst oder nach Fertigstellung dem Gel als Lösung in Wasser oder Alkohol zugegeben.

Damit wässrige Gele nicht so leicht austrocknen, werden Feuchthaltemittel wie Glycerol hinzugegeben. Enthalten die Gele keinen Alkohol, müssen sie konserviert werden, da sich Mikroorganismen sonst gut vermehren können.

Pasten

Zur Herstellung von Pasten werden Salben wie beschrieben hergestellt und eine große Menge feingemahlener unlöslicher Substanzen gründlich eingearbeitet. In einer Prozessanlage erreicht man die gleichmäßige Verteilung durch Homogenisatoren. Außerdem kann man eine knötchenfreie Paste auch gewinnen, wenn man die relativ feste Zubereitung über einen Dreiwalzenstuhl laufen lässt.

Kontrollfragen

1. Welche Arten halbfester Zubereitungen unterscheidet das Arzneibuch?
2. Welche Emulsionstypen treten bei Cremes auf?
3. Beschreiben Sie die Herstellung einer Salbe!
4. Was ist der Unterschied zwischen Salbe und Creme?

… Arzneimittelherstellung

6. Zubereitungen zur Anwendung am Auge

Allgemeines

Zur Anwendung am Auge kann man verschiedene Arzneiformen einsetzen. Am bekanntesten sind:

- Augentropfen
- Halbfeste Zubereitungen zur Anwendung am Auge

Seltener werden Augenbäder – wässrige Lösungen von Arzneisubstanzen – zum Baden oder Spülen der Augen angewandt.

Besondere Anforderungen

Das sehr empfindliche Auge reagiert auf physikalische und chemische Reize umgehend mit Tränenfluss. Ein entzündetes oder verletztes Auge ist sehr infektionsanfällig. Daher sind an Augenarzneien besondere Anforderungen zu stellen:

- Reizlosigkeit
- Verträglichkeit
- Keimfreiheit

Augentropfen

Augentropfen müssen so hergestellt werden, dass sie steril sind.

Häufig werden wässrige oder ölige Lösungen, die klar und praktisch frei von Teilchen sein müssen, verwendet. Bei Suspensionen mit einem oder mehreren Wirkstoffen sollen die Teilchen bevorzugt kleiner als 25 µm sein. Ist der Wirkstoff in gelöster Form nicht haltbar, wird er trocken und steril abgefüllt und muss dann unmittelbar vor Gebrauch vom Patienten in einer sterilen Flüssigkeit gelöst oder suspendiert werden.

Augentropfen sollten tränenisotonisch sein. Was heißt das? Die Tränenflüssigkeit besitzt einen bestimmten Salzgehalt, der für das Auge verträglich ist. Sind Augentropfen nicht auf diesen Gehalt abgestimmt, reagiert das Auge mit Reizerscheinungen oder Schmerz. Durch Zugabe von Salzen in bestimmten Konzentrationen erreicht man eine solche Angleichung der Augentropfen an die Tränenflüssigkeit.

Halbfeste Zubereitungen zur Anwendung am Auge

Zu dieser Arzneiform gehören sterile Salben, Cremes oder Gele, die zur Anwendung auf der Bindehaut bestimmt sind. Die Wirkstoffe werden in einer geeigneten Grundlage gelöst oder suspendiert. Bei Suspensionszubereitungen ist der Teilchengröße der Wirkstoffe besondere Aufmerksamkeit zu widmen. Die festen Teilchen sollten möglichst kleiner als 25 µm sein, damit keine Reizung am Auge verursacht wird. Auch an die Qualität der Grundlagen sind besondere Anforderungen zu stellen; sie

- dürfen das Auge nicht reizen,
- müssen geschmeidig sein,
- müssen frei von Keimen sein,
- müssen eine gute Wirkstoff-Freisetzung ermöglichen.

Augentropfen und halbfeste Zubereitungen zur Anwendung am Auge werden, von der Einhaltung der Sterilität abgesehen, wie normale Lösungen und halbfeste Arzneiformen hergestellt.

7. Zubereitungen zur rektalen Anwendung – Zubereitungen zur vaginalen Anwendung

Allgemeines

Bei einer rektalen Anwendung wird das Arzneimittel in den Mastdarm (lateinisch: rectum) und bei vaginaler Anwendung in die Scheide (lateinisch: vagina) eingeführt. Unter den verschiedenen Arzneiformen sind am bekanntesten:

Für rektale Anwendung
- Suppositorien (Zäpfchen)
- Rektalkapseln
- Halbfeste Zubereitungen zur rektalen Anwendung

Für vaginale Anwendung
- Vaginalzäpfchen
- Vaginalkapseln
- Vaginaltabletten
- Halbfeste Zubereitungen zur vaginalen Anwendung

Suppositorien (Zäpfchen)

Am häufigsten werden Suppositorien verwendet. Sie wiegen im allgemeinen 1 bis 3 g. Manche Suppositorien sollen lokal wirken, wie Hämorrhoidal- und Abführzäpfchen. Die meisten Zäpfchen wirken allerdings systemisch. Das bedeutet, dass sich der Wirkstoff in der

Darmflüssigkeit löst, durch die Darmwand in den Blutkreislauf gelangt und mit dem Blut an den Ort der Wirkung transportiert wird.

Damit der Wirkstoff aus dem Zäpfchen herausgelöst werden kann, muss auch die Zäpfchengrundlage löslich sein oder bei Körpertemperatur schmelzen. Die systemisch wirkenden Zäpfchen werden angewendet bei

- Erbrechen, Schluckbeschwerden, Bewusstlosigkeit,
- Reizwirkung des Arzneimittels auf den Magen,
- Zersetzung des Wirkstoffes durch die Magenflüssigkeit,
- Kleinkindern.

Suppositoriengrundlagen

Es gibt nicht viele Hilfsstoffe (meist Fette), die bei Zimmertemperatur fest, bei Körpertemperatur aber flüssig sind. Früher wurde für Zäpfchen fast nur Kakaobutter als Arzneiträger verwendet. Heute setzt man Hartfett, eine halbsynthetisch gewonnene Fettmasse von hoher Reinheit und Verträglichkeit ein. Sie wird nicht so leicht ranzig und lässt sich technisch viel besser verarbeiten. Als wasserlösliche Grundlage für Suppositorien werden vor allem Macrogole verwendet. Sie haben den Vorteil, dass sie erst weit oberhalb der Körpertemperatur schmelzen (tropenfeste Zäpfchen).

Herstellung der Zäpfchenmasse

Die Herstellung von Suppositorien erfolgt heute fast ausschließlich im Gießverfahren. Die gießfähige Masse wird durch Schmelzen des in Schuppenform angelieferten Fettes in einem Kessel und Hinzufügen des Wirkstoffes bereitet (Abb. 31, S. 70). Selten löst sich der Wirkstoff im Fett (Lösungszäpfchen). Gewöhnlich werden im Fett unlösliche Wirk- und Hilfsstoffe mit einem Rührwerk in der Suppositoriengrundlage fein verteilt (Suspensionszäpfchen). Die Mischung der festen Stoffe wird vorher fein gemahlen und gesiebt. Bei einer Partikelgröße unter 100 µm wird der Darm nicht gereizt, und außerdem setzen sich die Teilchen in der geschmolzenen Grundlage nicht so leicht ab. Bei der homogenen Verteilung des Pulvers ist der Ansatzkessel evakuiert, damit keine Luft in die Zäpfchenmasse eingerührt wird. Mit einer Pumpe wird die flüssige Zäpfchenmasse in den Gießkessel überführt. Hier wird die gießfertige Masse mit einem Rührer leicht bewegt und mit einem Thermostaten sehr genau auf Gießtemperatur gehalten. Diese Temperatur liegt nur wenig über der Schmelztemperatur, weil

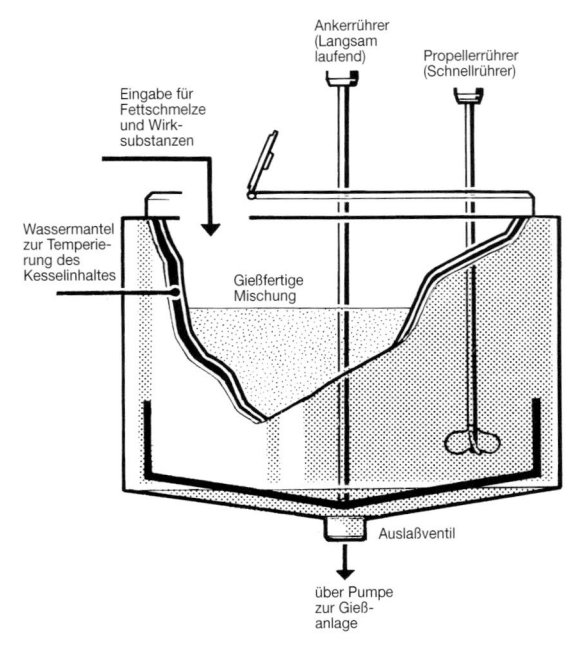

Abb. 31: Ansatzkessel.

Labels in figure:
- Eingabe für Fettschmelze und Wirksubstanzen
- Ankerrührer (Langsam laufend)
- Propellerrührer (Schnellrührer)
- Wassermantel zur Temperierung des Kesselinhaltes
- Gießfertige Mischung
- Auslaßventil
- über Pumpe zur Gießanlage

○ eine zu kalte Schmelze durch weitere Abkühlung in der Zuführung zur Füllstation erstarren und so verstopfen könnte,

○ in einer zu heißen Schmelze sich feste Wirkstoffe leichter absetzen und eine gleichmäßige Dosierung der Zäpfchen nicht mehr sichergestellt wäre; die Zeit für die Erstarrung des Zäpfchens wäre verlängert.

Herstellung der Zäpfchen

Früher wurde die Zäpfchenmasse in meist torpedoförmige Bohrungen gekühlter Metallformen gegossen. Nach Abkühlung wurden die Gießformen geöffnet, die Zäpfchen ausgestoßen und anschließend auf einer anderen Anlage verpackt.

Industriell ist heute das rationellere automatische Direktgießverfahren üblich. Hierbei wird aus Folien die Zäpfchenform hergestellt und die Masse direkt in das Packmittel eingefüllt, abgekühlt und verschlossen. Formung und Verpackung der Zäpfchen ist bei diesem Verfahren ein zusammenhängender Fertigungsschritt.

Ablauf des Direktgießverfahrens (Abb. 32):

○ Von zwei Folienrollen wird Aluminiumverbundfolie oder Kunststofffolie taktweise abgezogen.

Arzneimittelherstellung | 71

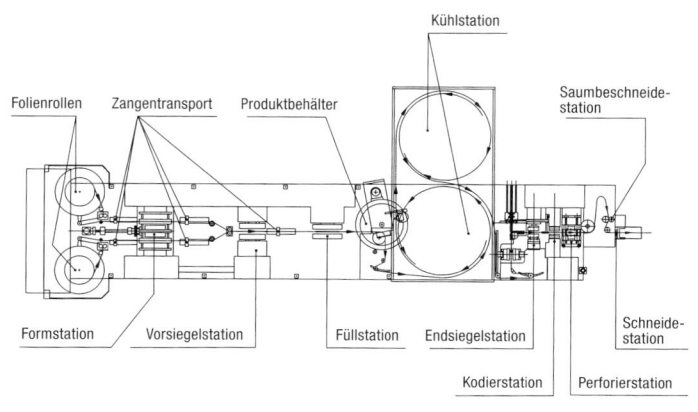

Abb. 32: Suppositoriengießverfahren (System Sarong).

○ In die parallel geführten Folienbänder werden halbe Zäpfchenformen kalt eingeprägt oder in der Wärme tiefgezogen.
○ Die Folienstreifen werden versiegelt, so dass aus den halben Hohlformen oben offene vollständige Zäpfchenformen entstehen.
○ Über Hohlnadeln wird die Zäpfchenmasse aus dem Gießbehälter mit Hilfe einer Kolbenpumpe eindosiert.
○ Auf einer Kühlstrecke in luftgekühlten Kühlkarussels oder Kühltunnels erfolgt die Erstarrung der Zäpfchen.
○ Die Einfüllöffnung wird versiegelt, die Chargen-Nummer, die Einreißkerben und die Perforation zur Abtrennung der einzelnen Zäpfchen werden angebracht.
○ Vom Band werden nun Streifen mit jeweils 5 oder 6 Zäpfchen abgeschnitten.

Hinweise zur Fertigung von Rektal- oder Vaginalkapseln (s. Weichkapsel S. 77), von halbfesten Zubereitungen (s. S. 62) und von Vaginaltabletten (s. Tabletten S. 78) finden Sie in den entsprechenden Kapiteln.

Kontrollfragen

1. Was passiert mit Zäpfchen, die man längere Zeit in der Hand hält?
2. Wie wendet man Zäpfchen an?
3. Beschreiben Sie den Herstellvorgang!

8. Pulver zur Anwendung auf der Haut (Puder)

Allgemeines

Sehr feine Pulver, die auf die Haut aufgebracht werden, müssen reizlos und gut streufähig sein sowie eine hohe Haftfähigkeit besitzen. Als Puder sind sie vor allem in der Kosmetik beliebt, dagegen spielen sie in der Pharmazie heute nur noch eine kleine Rolle.
Als pharmazeutische Anwendungsgebiete kommen hauptsächlich in Frage:
○ Pilzerkrankungen der Haut
○ Ausschläge
○ Nesselerscheinungen
○ Juckreiz

Zusammensetzung

Ein pharmazeutischer Puder besteht aus dem Wirkstoff und der Pudergrundlage. Die Grundlage dient als Trägerstoff, der den Wirkstoff verdünnt.
Häufig für die Pudergrundlage eingesetzte Hilfsstoffe:
○ Talkum
○ Titandioxid
○ Stärke und ihre Abkömmlinge
○ Zinkoxid
○ Magnesiumoxid und -carbonat
○ Calciumcarbonat

Außerdem setzt man den Pudern kleine Mengen hochdisperses Siliciumdioxid (z. B. Aerosil®) hinzu, um die Streufähigkeit zu verbessern. Ein Farbstoffzusatz soll den Puder hautfarben machen; auch Duftstoffe werden eingearbeitet.

Herstellung

Alle Ausgangsstoffe für Puder müssen zumindest keimarm sein und eine vorgeschriebene Partikelgröße, in der Regel unter 100 µm, haben. Sie müssen deshalb meist zerkleinert und gesiebt werden. Anschließend werden sie homogen gemischt, was bei feinen Pulvern schwierig ist. Deshalb werden hierfür bevorzugt Zwangsmischer eingesetzt.

Kontrollfragen

1. Welche Anwendungsgebiete haben Puder?
2. Welche Eigenschaften müssen Puder haben?
3. Warum werden Puder gemahlen?

9. Kapseln

Allgemeines – Arten und Eigenschaften

Kapseln sind Hohlkörper, die mit einem Arzneimittel gefüllt sind. Da ihre Wände meist aus Gelatine bestehen, lösen sie sich im Magen rasch auf. Man unterscheidet zwei Typen von Arzneikapseln (Abb. 33):

○ Hartkapseln
○ Weichkapseln.

Weichkapseln   Hartkapseln
                      (Steckkapseln)

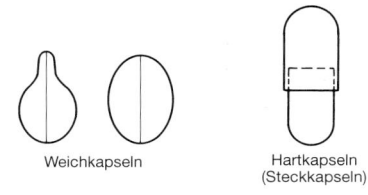

Abb. 33: Kapselarten.

(1) Hartkapseln

Leerkapseln

Leere Hartkapseln bestehen aus zwei Teilen, dem Ober- und dem Unterteil. Das Unterteil wird mit dem Arzneimittel gefüllt und mit dem Oberteil verschlossen (Steckkapseln).

Die leeren Steckkapseln bestehen in der Hauptsache aus Gelatine und enthalten 12 – 15 % Wasser. Zu trockene Leerkapseln sind spröde und können beim Abfüllprozess zerbrechen. Andererseits können zu feuchte Kapseln so weich sein, dass sie maschinell nicht mehr befüllbar sind. Deshalb müssen Kapseln bei mittlerer Luftfeuchtigkeit gelagert und verarbeitet werden.

Die Herstellung der Leerkapseln ist umständlich und lohnt erst in großen Mengen. Man kauft sie daher bei Spezialherstellern.

Im Handel befinden sich acht verschiedene Standard-Kapselgrößen mit den Zahlenbezeichnungen 000, 00, 0 und 1 bis 5 (Abb. 34, S. 74).

Ober- und Unterteile sind durch ein Verschlusssystem leicht miteinander vorverschlossen, wenn sie als Leerkapseln angeliefert werden. Nach dem Befüllen werden sie so fest verschlossen, dass ungewolltes Öffnen der Kapsel verhindert wird (Abb. 35, S. 74).

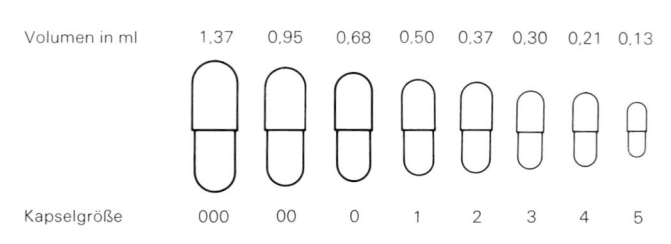

Volumen in ml	1,37	0,95	0,68	0,50	0,37	0,30	0,21	0,13
Kapselgröße	000	00	0	1	2	3	4	5

Abb. 34: Standardgrößen von Hartkapseln.

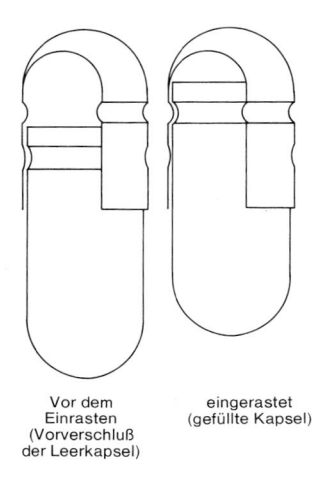

Abb. 35: Hartkapseln mit Coni-Snap®-Verschluss

(Vor dem Einrasten (Vorverschluß der Leerkapsel) / eingerastet (gefüllte Kapsel))

Kapselfüllmasse

In Hartkapseln werden normalerweise nur feste Zubereitungen gefüllt. Das können z. B. Pulvermischungen aus Wirk- und Hilfsstoffen sein.

Die *Wirkstoffe* müssen häufig in feinkörniger Form vorliegen. Deshalb werden sie gegebenenfalls vor dem Einsatz gemahlen oder gesiebt.

Durch die verschiedenen *Hilfsstoffe*, die man hinzu gibt, erreicht man, dass der Abfüllvorgang ohne Schwierigkeiten verläuft und eine optimale Kapsel entsteht.

Fließregulierungsmittel sorgen beispielsweise dafür, dass die Mischung bei der Abfüllung gut rieselt. So erreicht man, dass die Kapseln anschließend die gleichen Mengen Arzneimischung enthalten. Damit der Dosiervorgang möglichst reibungslos abläuft, setzt man das *Schmiermittel* Magnesiumstearat zu.

Ist die Wirkstoffmenge zu klein, so vermeidet man Schwierigkeiten bei der Dosierung durch Einsatz eines *Füllmittels* wie Maisstärke oder Milchzucker.

Arzneimittelherstellung | 75

Die einzelnen Bestandteile werden der Herstellungsvorschrift entsprechend abgewogen und gemischt. Die vorgegebene Mischzeit muss genau eingehalten werden.

Es werden aber nicht nur – wie in unserem Beispiel – Pulver in Kapseln gefüllt, auch andere Füllungen werden verwendet. Am gebräuchlichsten sind:

- Pulver
- Granulate
- Pellets (kleine Kügelchen, vgl. S. 97)
- Tabletten

Abfüllen der Kapseln

Bei einfachen Handabfüllgeräten wie auch bei halb- und vollautomatischen Maschinen (Abb. 36, S. 76) werden beim Abfüllvorgang grundsätzlich folgende 5 Arbeitsschritte durchlaufen (Abb. 37, S. 76):

- Zuführen der Leerkapseln
- Öffnen der Leerkapseln
- Füllen der Kapselunterteile
- Verschließen der Kapseln
- Auswerfen der Kapseln

Dieser sich immer wiederholende Arbeitsablauf ist bei allen Abfüllsystemen gleich. Die leeren Kapseln werden in Bohrungen der Aufnahmesegmente eingegeben und vorher so ausgerichtet, dass das Unterteil unten zu liegen kommt. Anschließend werden die vorverschlossenen Kapselteile getrennt. Bei unserem Kapselbeispiel (Abb. 35) müssen die Nocken der Oberteile aus der Rille der Unterteile ausrasten. Nach der Füllung der Unterteile werden die Oberteile aufgesteckt und beide Kapselteile zusammengeschoben, bis der Ringwulst des Oberteiles in die Rille des Unterteiles einschnappt.

Entstauben

An den frisch befüllten Kapseln haftet meist Staub von der Füllmasse, der entfernt werden muss. Maschinell wurden die Kapseln früher zwischen zwei Lammfellbändern poliert. Nachteilig war, dass sich der Staub in dem Lammfell anreicherte. Das kann man heute mit einer Polierröhre vermeiden. Diese besteht aus einem schräggestellten Zylinder, in dem eine sich drehende wendelförmige Bürste den Staub von den durchlaufenden Kapseln löst. Gleichzeitig wird der Staub mit einem permanenten Luftstrom entfernt.

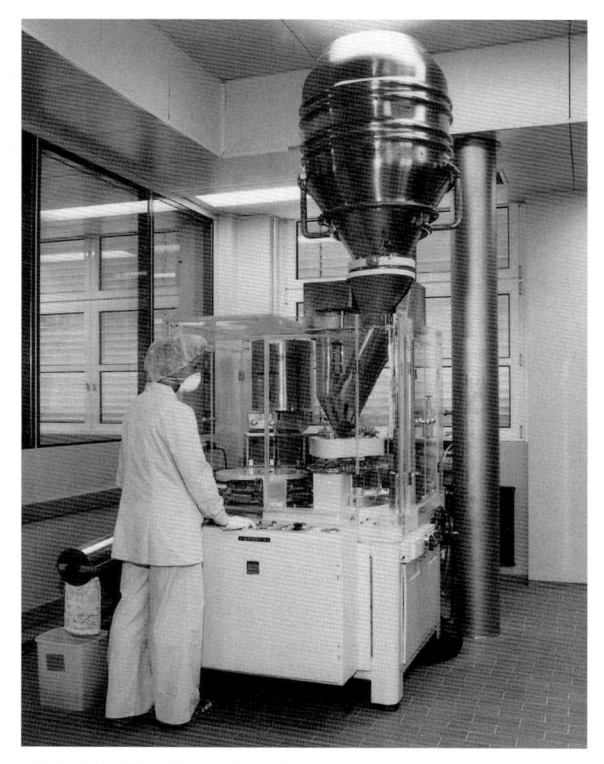

Abb. 36: Hartkapsel-Füll- und Verschließmaschine.

Sortieren

Bei der Abfüllung der Kapseln können folgende Fehler an der Kapselhülle entstehen:
- Eingedrückter Kapselboden
- Beschädigte Wandung
- Geschlitzte Kapseln
- Zwei Oberteile auf einem Unterteil
- Lose Kapseloberteile und Unterteile

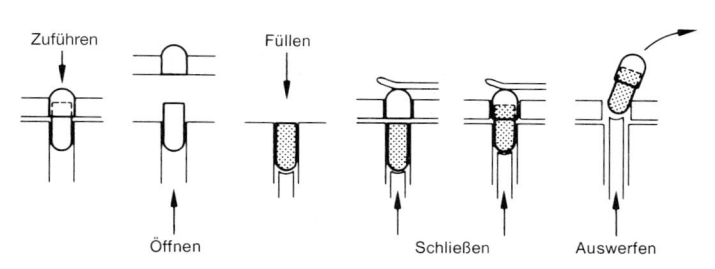

Zuführen — Füllen — Öffnen — Schließen — Auswerfen

Abb. 37: Füllen von Hartkapseln.

Die fehlerhaften Kapseln müssen aussortiert werden. Eine vollständige visuelle Kontrolle am Prüfband kann heute durch automatische Kontrollen ersetzt werden.

Die meisten der Fehler führen dazu, dass die Kapseln einen etwas vergrößerten Durchmesser haben. Dies kann man zum Aussortieren nutzen. Alle Kapseln gibt man auf ein Gerät, das aus einem Metallblock besteht und in Vibration versetzt werden kann. Der Metallblock ist von zahlreichen Präzisionsbohrungen mit dem Normdurchmesser der Kapsel durchzogen. Intakte Kapseln passieren die Bohrungen und fehlerhafte bleiben in ihnen hängen.

Zur Entfernung loser Kapselteile nutzt man verschiedene andere ergänzende Methoden. Sie sind immer kürzer als die verschlossenen Kapseln und können z. B. durch Lochbleche mit entsprechender Öffnung aussortiert werden. Sind die losen Teile leer, so sind sie leichter und können abgesaugt werden.

(2) Weichkapseln

Bei Weichkapseln werden die Hälften nicht zusammengesteckt, sondern verschweißt, sie sind daher rundum geschlossen. Meist stellt man sie nach dem Kontinuierlichen Stanzverfahren (Scherer) her; dabei werden aus einer warmen Gelatinemasse zwei Bänder gebildet (1), in denen durch Formwalzen (2) die Kapselhälften ausgestanzt werden. Der Füllkeil (3) dosiert den wirkstoffhaltigen Inhalt zwischen die Kapselhälften, die gleichzeitig durch Druck verschweißt und danach ausgestoßen werden (Abb. 38, S. 78). Solche Kapseln werden meist bei Spezialherstellern gefertigt.

Kontrollfragen

1. *Welche Kapselarten gibt es?*
2. *Schildern Sie den Abfüllvorgang bei den Steckkapseln!*
3. *Welche Fehler können bei der Abfüllung von Hartkapseln entstehen?*

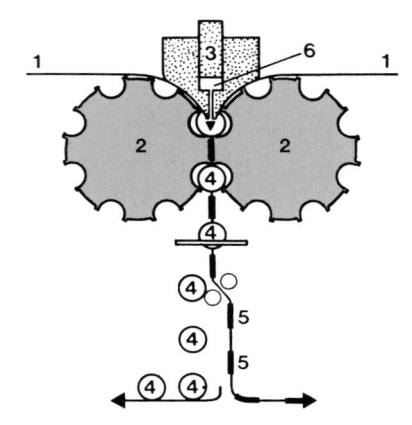

Abb. 38: Scherer-Verfahren: 1 = Gelatinebänder, 2 = Formwalzen, 3 = Füllkeil mit Dosierpumpe, 4 = fertige Kapsel, 5 = Gelatineband mit Stanzlöchern, 6 = Füllgut.

10. Tabletten

(1) Übersicht

Von allen Arzneiformen werden Tabletten am häufigsten angewendet. Ihre Herstellung und Verpackung ist sehr kostengünstig und in der trockenen Form sind die enthaltenen Wirkstoffe gut haltbar. Tabletten werden meist oral, d. h. durch den Mund, eingenommen. Sie sind normalerweise nicht überzogen und sollen nach der Einnahme rasch zerfallen. Bei überzogenen Tabletten soll eine Zuckerhülle oder ein dünner Lackfilm vor äußeren Einflüssen schützen (s. S. 92).

Brausetabletten werden vor der Anwendung in Wasser unter Kohlensäureentwicklung gelöst. Andere Tabletten sind zur Anwendung in der Mundhöhle vorgesehen wie z. B. Lutschtabletten. Damit sie über eine längere Zeit wirksam sein können, dürfen sie nur sehr langsam zerfallen.

Man stellt Tabletten aus Pulver- oder Granulatgemischen her. Hierbei wird eine immer gleich große Volumenmenge dieser Mischung abgeteilt und dann zur Tablette gepresst.

Tablettenbestandteile

Tabletten haben mehrere Bestandteile, die unterschiedliche Aufgaben erfüllen sollen (Schema 3). Betrachten wir die Aufgaben dieser unterschiedlichen Bestandteile näher.

Arzneimittelherstellung | 79

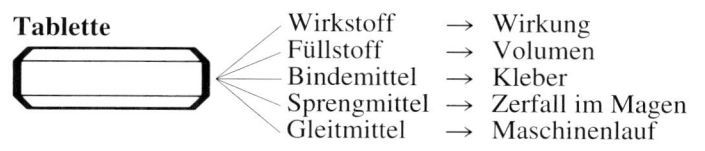

Tablette

Wirkstoff → Wirkung
Füllstoff → Volumen
Bindemittel → Kleber
Sprengmittel → Zerfall im Magen
Gleitmittel → Maschinenlauf

Schema 3: Tablettenbestandteile.

Wirkstoff: Nur ganz selten ist es möglich, den Wirkstoff allein zu verpressen. Das hat vor allem zwei Gründe:
○ Tabletten aus reinem Wirkstoff lösen sich zu langsam auf und wirken darum schlecht.
○ Hochwirksame Stoffe werden in so geringen Mengen eingesetzt, dass die Tabletten viel zu klein wären und man sie nicht mit den Fingern greifen könnte.

Füllmittel: Damit die Tabletten ein ausreichendes Volumen erhalten, wird der Wirkstoff mit wirkungsfreien Hilfsstoffen verschnitten. Die gebräuchlichsten Füllmittel sind verschiedene Stärke-, Zucker- und Zellulosearten.

Bindemittel: Viele Gemische lassen sich selbst bei Anwendung hoher Drücke nicht verpressen. Daher werden Bindemittel zur besseren Haftung der einzelnen Teilchen untereinander hinzu gegeben (also als eine Art Klebstoff). Das kann in Lösung oder in fester Form geschehen.

Die meistverwendeten Bindemittel sind Gelatine, Stärkekleister, Zelluloseabkömmlinge und Polyvinylpyrrolidon (PVP).

Sprengmittel: Solche Hilfsstoffe haben den Zweck, den Zerfall von Tabletten in Wasser bzw. im Magensaft zu beschleunigen. Ein typisches Beispiel dafür ist die Stärke, die durch ihre Quellkraft die Tablette zersprengt.

Fließregulierungsmittel: Um das Fließen der Tablettenmasse in den Maschinen zu erleichtern, setzt man Hilfsstoffe wie hochdisperses Siliciumdioxid (z. B. Aerosil®) ein.

Schmiermittel und Formtrennmittel: Die Reibung zwischen Tablettiermasse und den Presswerkzeugen der Tablettenmaschine kann mit Magnesiumstearat reduziert und so ein Ansetzen verhindert werden. Gleichzeitig kann durch den Zusatz von Magnesiumstearat ein Kleben an den Stempeln vermieden werden.

Ablauf der Tablettenherstellung

Die Herstellung von Tabletten erfolgt in mehreren Teilschritten:
- ○ Vorbereitung der Substanzen, Einwaage und Mischung
- ○ Granulation
- ○ Tablettierung
- ○ Überziehen der Tabletten

Zunächst wird eine Mischung aller Substanzen hergestellt. Diese Pulvermischung könnte man nun direkt zu Tabletten verpressen (Direkttablettierung). Das wäre die wirtschaftlichste Methode. Da aber einfache Pulvergemische meist schlecht zu verarbeiten sind, werden sie vor der Tablettierung granuliert, d. h. die einzelnen Pulverteilchen werden miteinander zu größeren Körnchen, den Granulatkörnern, verbunden.

Die wichtigsten Gründe dafür sollen an einem Beispiel veranschaulicht werden:

Neigt man eine Schaufel mit feinem Mehl immer stärker, so geschieht zunächst gar nichts, bis bei starker Neigung plötzlich das ganze Mehl auf einmal in einer großen Staubwolke herabfällt. Mehl ist schlecht fließfähig. Nimmt man dagegen eine Schaufel mit körnigem Zucker, so gerät er viel früher und gleichmäßiger ins Fließen. Ähnlich gut fließen granulierte Pulvermischungen. Ein solches Fließen ist für die Verarbeitung auf den Tablettenpressen sehr wichtig, denn wenn die Masse ins Stocken gerät, entstehen zu leichte Tabletten.

Beim Fließen einer nicht granulierten Pulvermischung in der Zuführung von Tablettenmaschinen können sich unterschiedlich gut fließende Substanzen leicht entmischen. Das führt zu Schwankungen im Wirkstoffgehalt der Tabletten. Um dies zu verhindern, werden die verschiedenen Substanzteilchen miteinander verbunden. Das ist ein weiterer sehr wichtiger Grund für die Granulation.

Bei der Herstellung von Granulaten unterscheidet man Verfahren der
- ○ Feuchtgranulation und der
- ○ Trockengranulation.

Die Feuchtgranulation, bei der das Bindemittel in wässriger Lösung eingesetzt wird, ist die am meisten angewandte Methode.

Neben den konventionellen Feuchtgranulationsverfahren wird heute vorwiegend die Wirbelschichtgranulation und die Granulation mit Schnellmischern durchgeführt.

Die Trockengranulation wird notwendig, wenn die Mischung feuchtigkeitsempfindlich ist.

Arzneimittelherstellung | 81

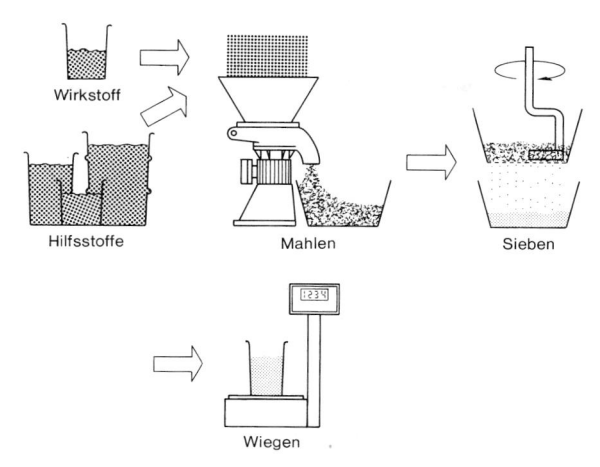

Abb. 39: Vorbereitung der Substanzen und Einwaage.

(2) Vorbereitung der Substanzen und Einwaage

Bevor man mit dem Granulieren beginnen kann, müssen die Substanzen sachgerecht vorbereitet und eingewogen werden (Abb. 39).

Mahlen

Sehr wichtig ist die Teilchengröße der einzelnen Substanzen, vor allem der Wirkstoffe. Wirkstoffteilchen können sich, wenn sie fein zerkleinert wurden, schneller im Magensaft auflösen, ins Blut übergehen und wirksam werden. Besonders schwerlösliche Wirkstoffe werden ohne Zerkleinerung nur verspätet oder überhaupt nicht zur Wirkung kommen. Zu große Teilchen können auch zu falschen Wirkstoffgehalten in den einzelnen Tabletten führen. Das gilt vor allem für Stoffe, die schon in kleinen Mengen wirken, denn hier kann ein einzelnes grobes Teilchen schon mehr sein, als die Tablette überhaupt enthalten darf.

Deswegen werden viele Stoffe vor dem Einsatz gemahlen. Man verwendet zur Schonung der oft wärmeempfindlichen Arzneistoffe bevorzugt Mühlen, die das Mahlgut mit Luft kühlen. Wichtig ist die Einhaltung der Sicherheitsvorschriften (z. B. Erdung, Verwendung von Schutzgas), da in Luft verteilte, feine Stäube nach Zündung verpuffen können.

Sieben

Um eine einheitliche Körnung zu erreichen und grobe Verunreinigungen wie Sackbestandteile oder Klumpen zu entfernen, werden viele Substanzen gesiebt. Das Sieben ist meist mit einer starken Staubentwicklung verbunden und erfolgt deshalb bevorzugt in geschlossenen Anlagen und in Kabinen mit Absaugvorrichtungen.

Einwaage

Ein Verfahrensschritt, der besondere Aufmerksamkeit erfordert, ist die Einwaage der einzelnen Tablettenbestandteile. Sie muss genau nach der Herstellungsvorschrift erfolgen. Man benutzt dabei Waagen, die geeicht und der abzuwiegenden Menge angepasst sein müssen. Waagen für große Mengen wiegen kleine Mengen nur ungenau.

Große Gefahren für die Gesundheit der Arzneimittelanwender können durch Fehler beim Einwiegen entstehen, vor allem durch:

- Einsatz von falschem Material
- Irrtümer bei der Menge (Kommastellen!)

Deswegen wird man die Einwaage immer besonders scharf kontrollieren. Solche Kontrollen können sein:

- Selbstkontrolle durch exakten Vergleich der Waageanzeige mit der Vorschrift
- Gegenkontrolle durch eine zweite Person
- Ausdrucken des angezeigten Gewichts durch ein Druckwerk an der Waage
- Der Ausdruck wird später gleichfalls durch eine weitere Person geprüft
- Einsatz EDV-gestützter oder -gesteuerter Waagen

Solche elektronisch überwachte Waagen stellen Wägefehler selbständig fest und verhindern dann das Weiterarbeiten, bis der Fehler behoben ist. Darüber hinaus sind sie oft mit Kontrollgeräten gekoppelt, die Strich- oder Magnetcodes auf Etiketten lesen können. Dadurch wird automatisch überwacht, ob das richtige Material eingesetzt wurde.

Obwohl alle Materialien vor dem Einsatz analytisch geprüft wurden, sollte man sie beim Einwiegen genau betrachten, um unerkannte Qualitätsmängel, sichtbare Ungleichmäßigkeiten oder Abweichungen zu entdecken. Auf folgende Dinge sollte man besonders achten:

- Sauberkeit
- Farbe
- Geruch
- Körnung
- Fließverhalten
- Feuchtigkeit

Arzneimittelherstellung | 83

(3) Granulation

Je nach Art der Substanzen kann das Granulieren auf unterschiedliche Weise erfolgen.

Konventionelle Feuchtgranulation

Das konventionelle Feuchtgranulieren entspricht ungefähr der Herstellung von Streuseln für den Streuselkuchen. Man knetet einen nicht zu feuchten Teig an und zerreibt ihn zu Krümeln, die man dann – beim Backen – trocknet.

Zwar verwendet man in der pharmazeutischen Industrie andere Substanzen und Geräte, auch sind die Körnchen dieser Granulate viel feiner, aber im Prinzip geschieht beim Granulieren von Pulvermischungen zur Herstellung von Tabletten das gleiche (Abb. 40).

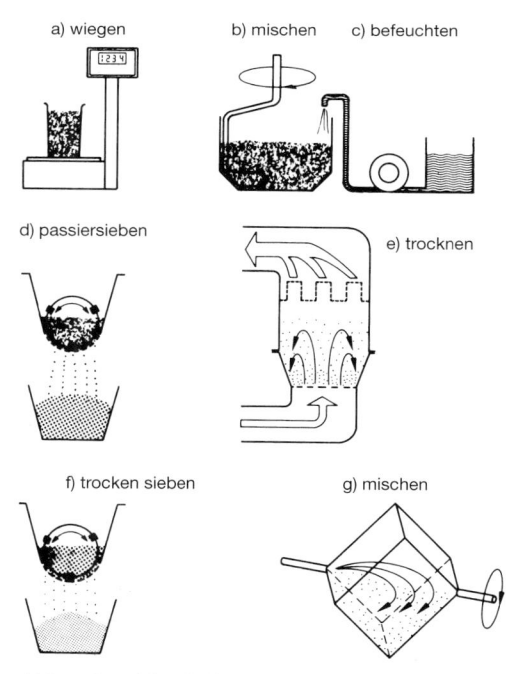

Abb. 40: Ablauf einer Feuchtgranulierung.

(a) Zunächst werden die Einsatzstoffe trocken gemischt. Dieser Vorgang kann oft im Granulator direkt durchgeführt werden. Die Mischzeiten müssen genau eingehalten werden, damit ein homogenes Gemisch entsteht, in dem die Stoffe gleichmäßig verteilt sind.

(b) Die homogene Pulvermischung wird nun in dem Granulator mit ausreichend Granulierflüssigkeit befeuchtet und mit einem Rührwerkzeug langsam durchgeknetet. Die Flüssigkeit soll die einzelnen Pulverteilchen miteinander verbinden und besteht aus Maisstärkekleister, Gelatine oder anderen Bindemitteln.

(c) Die feuchte Masse wird im nächsten Schritt zerteilt. Hierzu wird sie durch ein Sieb oder eine Lochscheibe hindurchgedrückt. So bilden sich Körnchen oder Würstchen (Abb. 41).

(d) Die feuchte, körnige Masse wird getrocknet. In einem herkömmlichen Verfahren breitet man die Masse auf Hordenblechen aus, die man in einen Wagen schiebt. Der Hordenwagen kommt in einen Trockenschrank, wo das Granulat mehrere Stunden (meist über Nacht) mit Warmluft getrocknet wird. Heute führt man meist die rationellere Wirbelschichttrocknung durch. Hierzu wird das Feuchtgut durch warme Luft verwirbelt und so sehr rasch getrocknet.

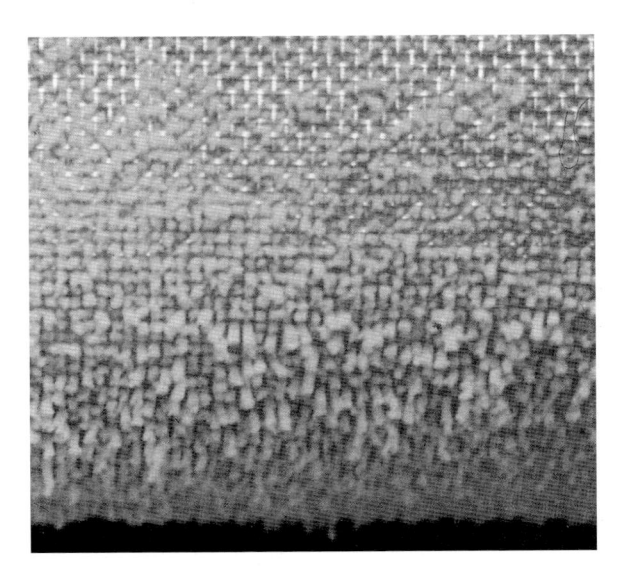

Abb. 41: Siebgranulation.

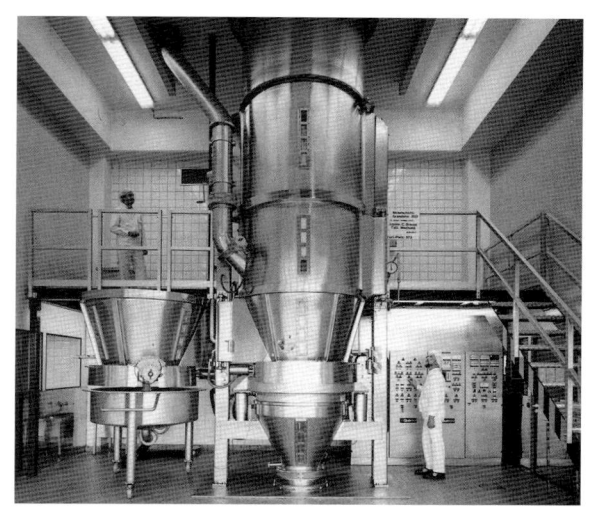

Abb. 42: Wirbelschichtgranulator.

(e) Nach dem Trocknen wird gesiebt, um Klumpen zu zerteilen und die Granulatkörner auf die gewünschte Größe einzustellen.

(f) Zuletzt werden dem Granulat Spreng-, Fließregulierungs- und Schmiermittel zugesetzt, und es wird nochmals gemischt.

Wirbelschichtgranulation

Die konventionelle Feuchtgranulation ist inzwischen weitgehend durch modernere Verfahren wie die Wirbelschichtgranulation abgelöst worden. Die trockenen Einsatzstoffe werden bei diesem Verfahren – ähnlich wie beim Wirbelschichttrockner – durch Warmluft verwirbelt und so zunächst gemischt. Dann wird in das Wirbelbett Granulierflüssigkeit eingesprüht, deren Tröpfchen die Pulverbestandteile zu Körnchen verkleben. Gleichzeitig wird permanent durch die warme Wirbelluft getrocknet, und so bauen sich die Granulatkörner allmählich auf. Nach dem Einsprühen wird noch eine Zeit lang weiter Warmluft zum Trocknen eingeblasen (Abb. 42 u. 43, S. 86).

Zum Schluss wird auch hier das trockene Granulat gesiebt und mit weiteren Hilfsstoffen vermischt.

Der besondere Vorteil dieses Verfahrens liegt darin, dass Mischen, Granulieren und Trocknen in einer Apparatur durchgeführt werden können. Außerdem ist die Qualität der Granulate bezüglich Fließfähigkeit, Tablettierbarkeit und Freigabe des Wirkstoffes meist besonders gut.

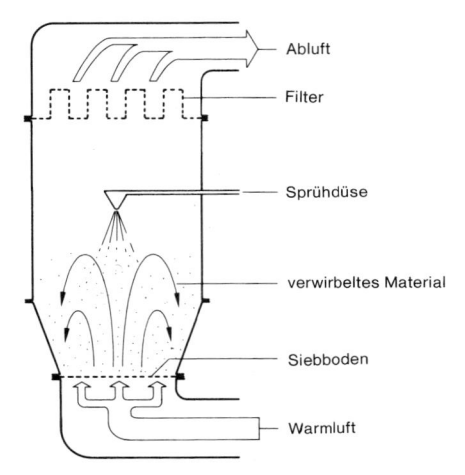

Abb. 43: Funktionsprinzip eines Wirbelschichtgranulators.

Granulation mit Schnellmischern

Wenn eine Pulvermischung insbesondere durch ihre wasserabstoßende Eigenschaft nicht erfolgreich im Wirbelschichtgranulator granulierbar ist, bietet sich die feuchte Granulation im Schnellmischer an.

Dieser ist meist ein zylinderförmiger oder auch leicht konischer Edelstahlkessel, der am Boden ein dreiflügeliges Mischwerkzeug besitzt. Gegenüber knetenden Mischern dreht sich dieses Werkzeug relativ schnell (100 U/min). Der Mischeffekt des Gerätes ist hervorragend. Seitlich an der Mischerwand befindet sich ein Messerkopf, der sich mit hoher Geschwindigkeit (2000 U/min) dreht (Abb. 44). Die über eine Lanze schnell zugeführte Granulierflüssigkeit wird von den Messern intensiv in das Pulver eingearbeitet und so das Granulat gebildet. Die Granulation ist nach wenigen Minuten beendet, und die Mischung kann über eine Klappe seitlich in der Behälterwand ausgetragen und einem Wirbelschichttrockner zugeführt werden. Die Fertigstellung der tablettierfähigen Mischung erfolgt wiederum durch Trocknung, Siebung und abschließendes Mischen mit weiteren Hilfsstoffen.

Dieses Verfahren ist durch kurze Granulier- und Trockenzeiten vorteilhaft.

Trockengranulation

Die Trockengranulation wird oft bei feuchtigkeitsempfindlichen Stoffen eingesetzt. Dabei wird das Pulvergemisch zwischen Walzen zu Schülpen verpresst (kompaktiert), die anschließend durch ein Sieb auf die gewünschte Korngröße gebrochen werden.

Arzneimittelherstellung | 87

Bei einem anderen Verfahren wird das Pulvergemisch auf einer Tablettenpresse zunächst in einer Zwischenstufe zu großen Tabletten verpresst (Brikettieren). Diese werden dann anschließend zu Granulaten mit gewünschter Korngröße zerkleinert (Schema 4).

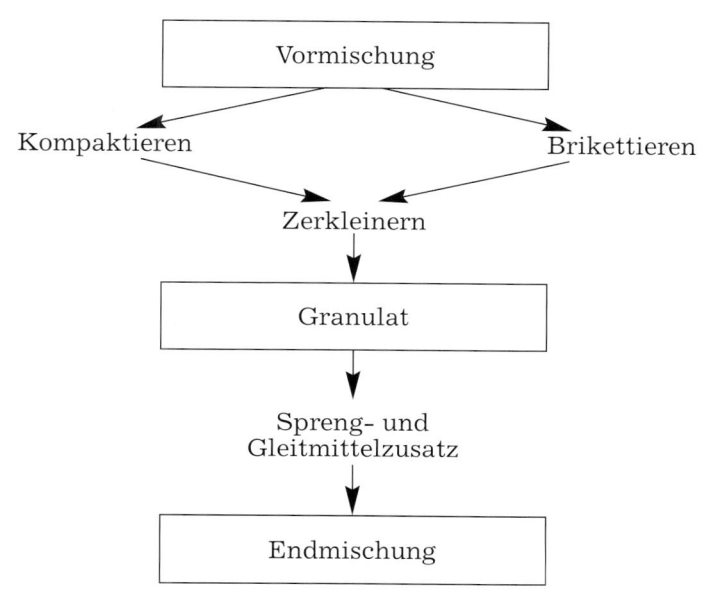

```
              Vormischung
             /           \
   Kompaktieren         Brikettieren
             \           /
              Zerkleinern
                  ↓
              Granulat
                  ↓
          Spreng- und
        Gleitmittelzusatz
                  ↓
              Endmischung
```

Schema 4: Herstellung einer Pressmischung.

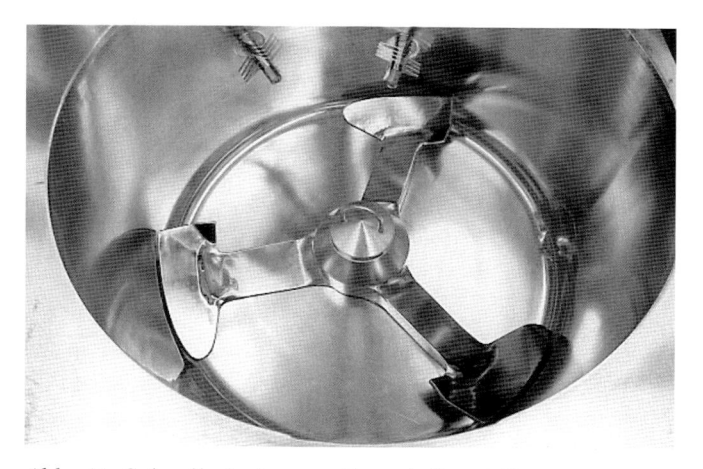

Abb. 44: Schnellmischer zur Granulatherstellung.

(4) Tablettierung

Es gibt zwei Typen von Tablettenpressen, die Exzenterpresse mit geringer Leistung und die Rundläuferpresse mit höherer bis sehr hoher Leistung. Moderne Maschinen erreichen Stundenleistungen von etwa einer halben Million Tabletten.

Der Pressvorgang ist bei beiden Maschinentypen ähnlich: Das Granulat wird in einer Matrize zwischen zwei Stempeln zu einer Tablette gepresst. Der Vorgang sei hier nur am Rundläufer – etwas vereinfacht – erklärt (Abb. 45):

(a) Das Granulat fließt vom Fülltrichter in den Füllschuh und wird von ihm in die Matrizen gestrichen. Die Matrize ist ein Stahlzylinder mit einer Bohrung, die von unten durch den Unterstempel verschlossen wird. Je nachdem, wie weit der Stempel von unten in die Matrize eintaucht, verbleibt über diesem ein unterschiedlich großer Hohlraum für das Granulat. Hierdurch kann das Gewicht der Tabletten eingestellt werden.

(b) Der Oberstempel dringt von oben in die Matrize ein, beim Passieren der Druckrollen wird Ober- und Unterstempel auf den kürzesten Abstand genähert und das zwischen ihnen liegende Granulat zur Tablette gepresst.

(c) Der Oberstempel wird hochgezogen, und der Unterstempel stößt die fertige Tablette aus (Abb. 46).

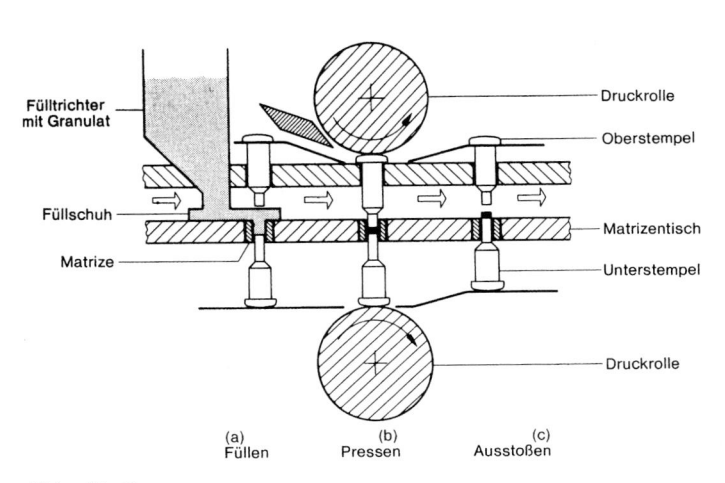

Abb. 45: Pressvorgang.

Arzneimittelherstellung | 89

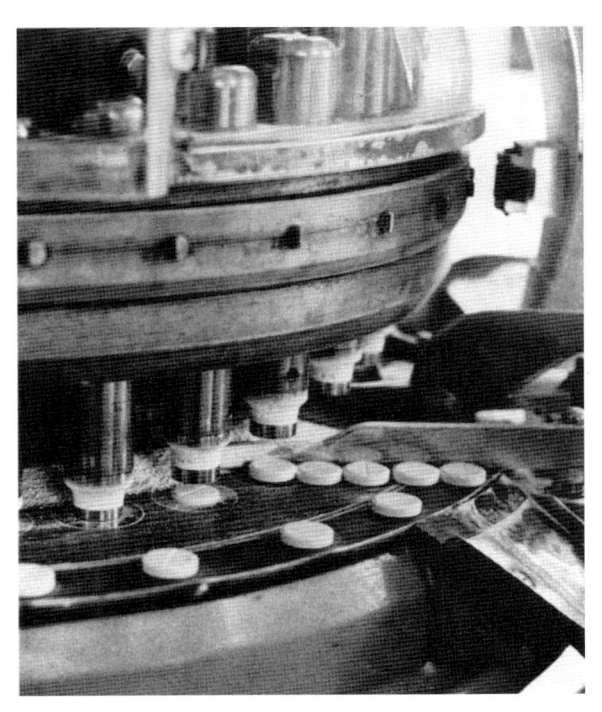

Abb. 46: Stempel einer Tablettenpresse.

Anschließend durchläuft die Tablette noch ein Entstaubungsgerät, das anhaftenden Staub entfernt.

Schnelllaufende Tablettenpressen sind häufig mit Kontrollgeräten ausgestattet, durch die eine automatische Regelung der Maschine ermöglicht wird. Dabei wird an besonders belasteten Maschinenteilen die Kraft gemessen, mit der jede einzelne Tablette gepresst wird. Gelangt zuviel Granulat in die Matrize, d. h. ist die Tablette zu schwer, dann erhöht sich auch die Presskraft. Durch elektronische Auswertung der vielen einzelnen Messwerte und Abgleich mit einer zusätzlich angeschlossenen Waage für einzelne Probetabletten wird der Tablettierprozess so geregelt, dass das Gewicht exakt eingehalten wird. Die angestrebten Grenzwerte für das Gewicht werden dabei vorgegeben (Abb. 47, S. 90).

Im einzelnen übernehmen solche Geräte meist folgende Funktionen:

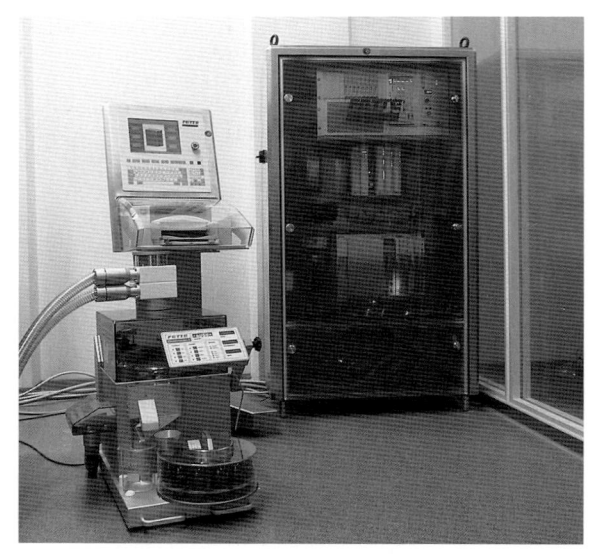

Abb. 47: Anlage zum elektronischen Prüfen von Tabletten auf Gewichtsabweichungen.

○ Nachregeln der Maschine bei abweichendem Mittelwert
○ Abschalten der Maschine, wenn die geforderten Werte mit der Nachregelung nicht erreicht werden können
○ Aussortieren von Ausschusstabletten bei fehlerhaftem Mittelwert (z. B. beim Anlauf)
○ Aussortieren von fehlerhaften Einzeltabletten
○ Ausdrucken eines Messprotokolls

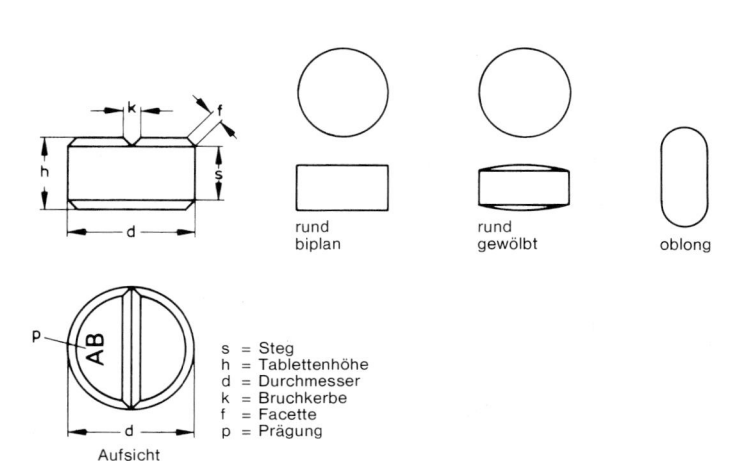

rund biplan

rund gewölbt

oblong

Aufsicht

s = Steg
h = Tablettenhöhe
d = Durchmesser
k = Bruchkerbe
f = Facette
p = Prägung

Abb. 48: Tablettenform.

Arzneimittelherstellung | 91

Neue Geräte sind mit einem Rechner ausgestattet, der alle wichtigen Werte zur Einstellung und Überwachung der Presse für jedes einzelne Produkt speichern kann. Die Umstellung auf ein neues Produkt wird nicht mehr umständlich von Hand durchgeführt, sondern erfolgt rechnergesteuert automatisch.

Das Herstellen von Tabletten ist nicht ganz einfach. Einerseits darf man sie nicht zu hart pressen, weil sie ja im Magen zerfallen sollen, andererseits müssen sie aber doch so fest sein, dass sie den Beanspruchungen durch Weiterverarbeitung, Verpackung und Transport gewachsen sind. Insbesondere dürfen Tabletten nicht „deckeln", d. h. es dürfen keine Querrisse und Abspaltungen dünner Tablettenschichten vorkommen. Ferner muss das Gewicht innerhalb vorgegebener Grenzen liegen. Außerdem soll die Tablettendicke bestimmte Werte nicht überschreiten. Trotz genauer Vorschriften ist viel Erfahrung nötig, um alle Schwierigkeiten zu beherrschen.

Über verschiedene Tablettenformen und ihre Kennzeichnungen informiert Abb. 48.

Kontrollfragen

1. *Aus welchen Bestandteilen besteht eine Tablette?*
2. *Erklären Sie das Feuchtgranulieren!*
3. *Erklären Sie den Pressvorgang!*
4. *Wozu dienen Sprengmittel?*

11. Überzogene Tabletten

(1) Übersicht

Es gibt eine Reihe von Gründen, Tabletten mit einem Überzug zu versehen. Einige dieser Gründe seien hier erwähnt:

- Leichteres Einnehmen
- Vermeidung von unangenehmem Geschmack
- Schutz vor Licht, Luft und Feuchtigkeit
- Schutz der Wirkstoffe gegen den Einfluss des Magensaftes
- Schutz des Magens vor Wirkstoffen
- Verlängerung der Wirkdauer (Retard-Präparate)

Zu den überzogenen Tabletten gehören vor allem die Dragees und die Filmtabletten. Zum Überziehen stehen unterschiedliche Hilfsstoffe zur Verfügung. Benutzt man Zucker zusammen mit Füllstoffen wie Talkum oder Calciumcarbonat, so spricht man von Dragees. Überzieht man Tabletten mit künstlich hergestellten Filmen (Lacken), so entstehen die Film- oder Lacktabletten.

Herstellungsverfahren

Tabletten, die man überziehen will, müssen eine gewölbte Oberfläche haben, damit sie nach dem Befeuchten mit dem Überzugsmittel nicht aneinanderkleben. Solche gewölbten Tabletten nennt man Kerne.

Das Überziehen geschieht bevorzugt in Kesseln unterschiedlicher Form und Ausstattung. Die Kessel drehen sich, damit die Kerne, die man hineingibt, ständig durchmischt werden. Auf die rollierenden Kerne wird die Lösung oder Suspension des Überzugsmittels gegeben und gleichmäßig auf der Oberfläche verteilt. Durch Zufuhr warmer Luft verdunstet das Lösungsmittel, und die schützende Hülle bleibt zurück.

(2) Dragees

Bei der Dragierung wird eine Vielzahl einzelner Schichten nacheinander aufgebracht und so eine dichte Drageehülle gebildet. Dieser Vorgang wird in einem dreiphasigen Rhythmus durchgeführt:

- Auftragen des Dragiersirups
- Verteilen auf den Dragees
- Trocknen mit Warmluft

Arzneimittelherstellung | 93

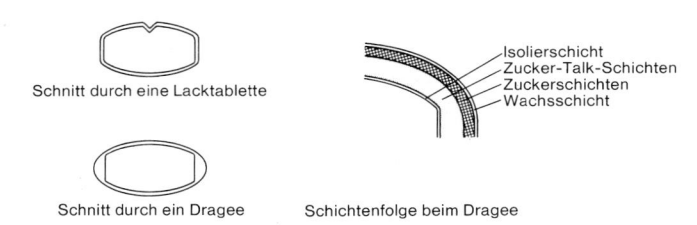

Abb. 49: Überzogene Tabletten.

Gesteuert werden diese vielfach wiederholten Prozessschritte automatisch durch eine Schaltuhr, die die Pumpe des Sprühgerätes sowie die Zu- und Abluft ein- und ausschaltet. Dadurch wird die aufgesprühte Menge des Dragiersirups festgelegt und seine gleichmäßige Verteilung und Trocknung sichergestellt.

Die verschiedenen Einstellwerte wie z. B. Temperatur, Luftmenge und Sprühdruck werden in der Entwicklung ermittelt und können bei jeder Wiederholung des Prozesses unverändert in das Steuersystem eingegeben werden. Dieses Eingeben kann von Hand erfolgen, der ganze Vorgang kann aber auch in einen Computer eingespeichert werden, der dann die Prozesssteuerung übernimmt.

Die nacheinander aufgebrachten Schichten sind nicht alle gleich aufgebaut. Es gibt mehrere unterschiedlich zusammengesetzte Schichtfolgen (Abb. 49). Daher unterscheidet man beim Dragieren mehrere Teilschritte (s. Schema 5).

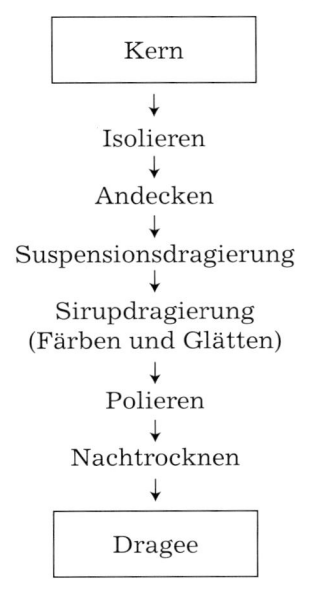

Kern
↓
Isolieren
↓
Andecken
↓
Suspensionsdragierung
↓
Sirupdragierung
(Färben und Glätten)
↓
Polieren
↓
Nachtrocknen
↓
Dragee

Schema 5: Ablauf der Drageeherstellung.

Isolierung

Die Isolierschicht schützt den Kern vor dem Eindringen von Wasser aus dem Zuckersirup. Sie besteht meist aus Polyvinylpyrrolidon (PVP), das zum Auftragen gelöst wird. Oft reicht für die Isolierung eine einzige Auftragung aus, manche Kerne brauchen überhaupt keine Isolierung.

Suspensionsdragierung

Auf die isolierten Kerne gibt man eine warme Suspension aus Talkum, Calciumcarbonat oder anderen Füllstoffen in Zuckersirup. Bei den ersten Schichten wird mitunter zusätzlich Talkum eingestreut, um die Feuchtigkeit abzubinden. Diesen Vorgang nennt man „Andecken". Nach der Auftragung wartet man, bis die Flüssigkeit über alle Dragees gleichmäßig verteilt ist, und trocknet dann mit Warmluft. Nach etwa 15 bis 20 Minuten kann die nächste Schicht aufgetragen werden.

Dieser Vorgang wird so oft wiederholt, bis die Dragees ihr linsenförmiges Aussehen haben.

Sirupdragierung

Die letzten Schichten werden durch Auftragen von reinem Zuckersirup gebildet. Diesem Sirup werden meist Farbstoffe beigemischt.

Polierung

Den Schluss des Dragierens bildet die Polierung, mit der dem Dragee Glanz und damit ein gefälliges Äußeres verliehen wird. Außerdem stellen die dabei verwendeten Wachse eine Abschlussschicht dar, die eine leichte Schutzwirkung gegen Feuchtigkeit hat.

Nachtrocknung

Nach der Dragierung können die Dragees noch geringe Mengen Feuchtigkeit enthalten, die bei der Lagerung Flecken und Glanzlosigkeit hervorrufen. Deswegen werden die Dragees oft nachgetrocknet. Dies geschieht entweder auf Horden, die man über Nacht in einen warmen Raum stellt, oder in Behältern, durch die warme Luft geblasen wird.

Der vollständige Aufbau der Drageehülle kann einen Tag und länger dauern.

(3) Filmtabletten (Lacktabletten)

Filmtabletten haben eine viel dünnere Hülle als Dragees, sie sind deswegen auch nicht linsenförmig, sondern gleichen eher den nicht überzogenen Tabletten. Ihre Hülle besteht aus Filmbildnern, die die Tablette wie eine Haut umschließen. Gegenüber Dragees haben sie eine Reihe von Vorteilen, die dazu führen, dass heute neue Produkte meist als Filmtabletten, seltener als Dragees entwickelt werden:

○ Sie sind viel schneller herzustellen.
○ Man kann Prägungen und Teilkerben auf Filmtabletten noch gut erkennen.
○ Kinder werden nicht wie bei Dragees durch süßen Geschmack zum Naschen angeregt (Vergiftungsgefahr!).
○ Die Hüllen können medizinisch wichtige Aufgaben haben (z. B. verzögerte Wirkstoff-Freigabe bei Retard-Präparaten).

Filmüberzüge lassen sich in modernen Lackieranlagen (Abb. 50) sehr schnell und gleichmäßig aufbringen. Die Anlagen bestehen häufig aus einer sich drehenden Siebtrommel. Hier erfahren die Kerne neben der Rollbewegung durch eingebaute Schikanen auch eine Querdurchmischung.

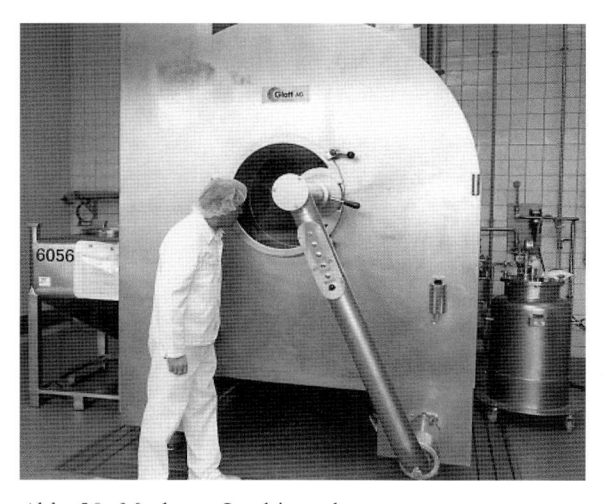

Abb. 50: Moderne Lackieranlage.

In das Zentrum der Trommel werden Sprühdüsen eingebracht, die die Lackierflüssigkeit gleichmäßig auf die Kerne versprühen Bei diesem Vorgang ist es wichtig, dass die Flüssigkeit zu feinen Tröpfchen zerteilt wird. Das kann sehr gut mit Zweistoffdüsen erreicht werden, die mit Druckluft zerstäuben.

Die Trocknung erfolgt durch warme Luft, die durch die perforierte Trommelwand eingeblasen wird, das Tablettenbett durchdringt und die Trommel durch die Wand auf der anderen Seite wieder verlässt.

Im Gegensatz zur Dragierung erfolgt das Aufsprühen und Trocknen bei der Lackierung kontinuierlich und gleichzeitig. Ein Filmüberzug besteht auch nicht aus verschiedenen Schichtfolgen, sondern ist einheitlich aufgebaut.

Normalerweise lösen sich die Lackhüllen im Magen recht schnell auf, es gibt aber einige Ausnahmen, auf die hier eingegangen werden soll:

Manchmal sollen Tabletten erst im Darm zerfallen, weil der Wirkstoff den Magen reizt oder von der Magensäure zersetzt wird. In solchen Fällen werden die Tabletten mit einer Hülle versehen, die sich nicht im Magen, sondern erst im Darm auflöst. Man benutzt dafür Filmüberzüge, die dem sauren Magensaft widerstehen, sich dagegen im nicht mehr sauren (alkalischen) Darmsaft lösen. Am bekanntesten sind Eudragit®-Lacke.

Bei anderen Arzneimitteln wünscht man eine langanhaltende Wirkung. Hier werden Filmüberzüge benutzt, die sich überhaupt nicht auflösen, sondern den Wirkstoff langsam durch die unversehrte, aber poröse Hülle hindurchwandern (diffundieren) lassen. Solche Arzneimittel mit verlängerter Wirkung nennt man Retard-Präparate (s. S. 100).

Kontrollfragen

1. *Aus welchen Gründen überzieht man Tabletten?*
2. *Welche Hilfsstoffe benutzt man zum Überziehen?*
3. *Schildern Sie den Dragiervorgang!*
4. *Wie unterscheiden sich Dragees und Lacktabletten?*

12. Pellets

Allgemeines

Pellets sind kleine Kügelchen, die Wirkstoffe enthalten. Ihr Durchmesser liegt etwa zwischen 0,1 und 2 Millimetern. Meist werden sie in Kapseln gefüllt, weil sie dadurch genau dosiert werden können.

Pellets haben eine besondere Bedeutung für Retard-Präparate, weil sie sich gut mit Filmschichten überziehen lassen und dann den Wirkstoff über einen längeren Zeitraum gleichmäßig freigeben. Solche Arzneimittel mit verzögerter Wirkstoff-Freigabe werden bevorzugt, weil der Patient sie nicht so häufig einnehmen muss.

Herstellung

Es gibt viele Verfahren der Herstellung von Pellets, die meist anderen bekannten pharmazeutischen Verfahren ähneln. Die wichtigsten sollen hier erwähnt werden.

Im *Dragierkessel* lassen sich Pellets ähnlich wie Dragees herstellen. Man lässt beispielsweise Kristallzucker im Kessel rollieren, befeuchtet ihn mit einer klebrigen Flüssigkeit (meist Zuckersirup oder Schleim aus arabischem Gummi) und stäubt Puderzucker ein. So rundet man schichtweise die Kristalle aus, bis die Kügelchen die gewünschte Größe erreicht haben. Auch andere Hilfsstoffe als Zucker sind für die Pelletherstellung geeignet.

Auf diese zunächst wirkstofffreien Pellets lassen sich auf unterschiedliche Weise Wirkstoffe auftragen.

Hochwirksame Arzneistoffe, von denen man nur sehr kleine Mengen benötigt, lassen sich auf solche Pellets *aufziehen,* indem man die Wirkstoffe löst und die Lösung im Dragierkessel oder in ähnlichen Geräten auf die Pellets aufträgt. Anschließend trocknet man mit Warmluft.

Sehr gut lassen sich Wirkstofflösungen auch in *Wirbelschichtgeräten* auftragen. Dabei werden die Pellets wie bei der Wirbelschichtgranulierung durch Warmluft verwirbelt und die Lösung über Düsen aufgesprüht.

Müssen größere Mengen an Wirkstoff eingearbeitet werden, kann man sie auf die wirkstofffreien Pellets *aufdragieren.* Bei einem Verfahren befeuchtet man die Pellets mit Sirup oder einer ähnlichen Flüssigkeit und stäubt den Wirkstoff ein, bei einem anderen rührt man den Wirkstoff in die Dragierflüssigkeit ein und dra-

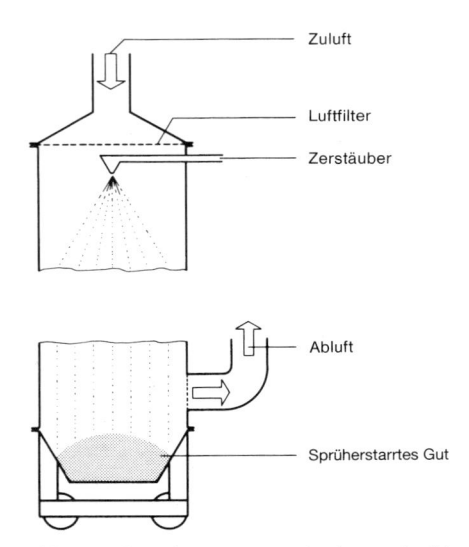

Abb. 51: Sprüherstarrung (schematisch).

giert mit dieser Suspension. So wird der Wirkstoff schichtweise oder kontinuierlich unter Einblasen von Warmluft aufgetragen.

Statt den Wirkstoff in einem gesonderten Arbeitsgang auf Hilfsstoffpellets aufzutragen, kann man ihn auch gleich in die Pellets einarbeiten, indem man ihn schon der Grundmasse beimengt. Auch dafür gibt es mehrere Verfahren.

Durch *Granulierung* lassen sich Pellets herstellen, indem man die feuchte oder auch trockene Masse durch Lochscheiben oder Lochwalzen presst (Extrusion). Die entstehenden „Würstchen" werden zerkleinert und ggf. ausgerundet und getrocknet. Solche Pellets sind meist länglich und nicht kugelig. Die Massen müssen so zusammengesetzt sein, dass harte Pellets entstehen, denn normale Granulate sind für die Weiterverarbeitung zu weich.

Sehr feinkörnige Pellets entstehen durch *Sprüherstarrung*. In einem mehrere Meter hohen Sprühturm werden wirkstoffhaltige Schmelzen zerstäubt. Während die feinen Tröpfchen zu Boden fallen, erstarrt die Schmelze, und es entstehen kleine Kügelchen (Abb. 51).

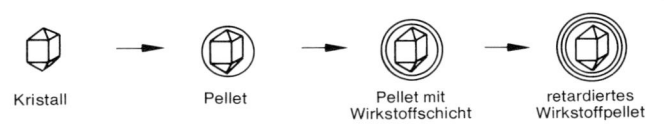

Kristall → Pellet → Pellet mit Wirkstoffschicht → retardiertes Wirkstoffpellet

Abb. 52: Herstellungsschritte für Retard-Pellets.

Aufbringen von Retard-Schichten

Wenn die Pellets für Retard-Präparate benutzt werden sollen, überzieht man sie meist mit filmbildenden Substanzen (Abb. 52). Auch das kann im Dragierkessel geschehen, indem man wie bei der Herstellung von Filmtabletten eine Lösung der Filmbildner auf die rollierenden Pellets sprüht.

Häufig wird dieser Schritt in Wirbelschichtgeräten durchgeführt.

Kontrollfragen

1. Was sind Pellets?
2. Wie stellt man Pellets her?

13. Retard-Präparate

Manchmal ist es zweckmäßig, dass die Wirkung eines Arzneimittels möglichst lange anhält. Gerade bei langwierigen Erkrankungen ist dies erwünscht, denn wenn ein Medikament lange Zeit mehrmals täglich genommen werden muss, wird viel leichter eine Einnahme vergessen als bei einmaliger Gabe. Deswegen gibt es Präparate, die ihren Wirkstoff nur langsam freisetzen, damit er über einen längeren Zeitraum (meist etwa 10 bis 20 Stunden) vom Körper aufgenommen werden kann. Solche Arzneimittel werden „Retard-Präparate" genannt.

Die Verzögerung der Wirkstoff-Freigabe lässt sich auf unterschiedliche Weise erzielen. Die gebräuchlichsten Retardtabletten sind:

- Matrixtabletten, die nicht zerfallen, sondern den Wirkstoff aus einem schwammähnlichen Gerüst allmählich abgeben.
- Filmtabletten, deren Überzug sich im Magen und Darm nur langsam auflöst und so die Freisetzung des Wirkstoffs verzögert.
- Tabletten mit Quellmitteln, deren Wirkstoffe durch Gelbildung verzögert freigesetzt werden.
- Tabletten, deren Wirkstoffe durch Einbettung in Wachse oder fettähnliche Hilfsstoffe verzögert freigegeben werden.

Bei der analytischen Prüfung solcher Arzneimittel wird besonders darauf geachtet, dass der Wirkstoff gleichmäßig über den vorgeschriebenen Zeitraum in Lösung geht, d. h. er darf nicht zu schnell, aber auch nicht zu langsam abgegeben werden. Zu schnelle Freisetzung würde zu einer Überdosierung führen, zu langsame könnte bedeuten, dass im Blut eine wirksame Konzentration gar nicht erreicht wird.

Kontrollfragen

1. Welchen Zweck haben Retard-Präparate?
2. Welche Arten von Retard-Präparaten kennen Sie?
3. Wie prüft man solche Produkte?

Arzneimittelherstellung | 101

14. Maßeinheiten

Genauigkeit ist eines der wichtigsten Dinge bei der Herstellung von Arzneimitteln. Man wiegt eine Substanz genau ab oder misst eine Flüssigkeit genau in ein Gefäß ein.

Was aber heißt „genau"? Wann sind wir sicher, dass wir z. B. das eingewogen haben, was in der Vorschrift steht?

Auf dreierlei ist dabei zu achten:
- Die Zahlen, die an der Waage abzulesen sind, müssen mit denen übereinstimmen, die in der Vorschrift stehen (das ist selbstverständlich).
- Das Komma muss an der richtigen Stelle stehen.
- Die Mengeneinheit muss stimmen (und das ist sehr wichtig!).

Ein Beispiel:

In der Vorschrift steht:

　　Substanz A　　0,010 kg

Auf der Waage lesen wir ab

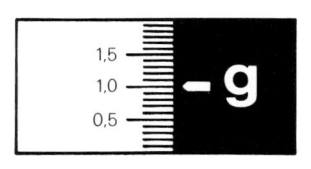

Abb. 53: Waage-Anzeige.

Richtig oder falsch?

Falsch: 0,010 Kilogramm sind nicht, wie auf der Skala abzulesen ist, 1 Gramm, sondern 10 Gramm! Wir müssen die Maßeinheiten also sicher beherrschen.

Maßeinheiten in der Praxis

Länge, Fläche, Volumen

Die Maßeinheit für die Länge ist das Meter (m). Das Meter ist eine Grundeinheit, von der sich andere Maßeinheiten ableiten.

Bei der Umrechnung von Meter in Zentimeter (cm) oder Millimeter (mm) gilt:

　　1 m = 100 cm = 1000 mm

Vom Meter leitet sich die Maßeinheit für die Fläche, das Quadratmeter (m^2), ab. Für die Umrechnung von Flächen gilt:

$1\ m^2 = 10\,000\ cm^2 = 1\,000\,000\ mm^2$

Ein Quadratmeter hat also nicht 100, sondern 10 000 cm^2.

Die Maßeinheit für das Volumen ist der Liter (l). Kleinere Volumina werden in Milliliter (ml) angegeben.

$1\ l = 1\,000\ ml\ (cm^3)$

Nur für große Rauminhalte benutzt man die Maßeinheit Kubikmeter (m^3).

Es entspricht:

$1\ m^3 = 1\,000\ l = 1\,000\,000\ ml\ (cm^3)$

Masse – Gewicht

Für die Masse benutzt man die Maßeinheit Kilogramm (kg). 1 kg ist die Masse, die 1 l Wasser unter genormten Bedingungen besitzt.

$1\ kg = 1\,000\ g = 1\,000\,000\ mg$

Oft wird die Maßeinheit kg auch für das Gewicht verwendet. Das ist im Grunde nicht ganz richtig, weil die gleiche Masse verschiedene Gewichte besitzen kann, je nachdem, wie stark die Erdanziehung auf sie einwirkt. Die Anziehung ist aber nicht überall auf der Erde gleich groß.

Der Unterschied zwischen Masse und Gewicht wird an folgendem Beispiel deutlich:

Ein Mensch besitzt die gleiche Masse, gleichgültig, ob er auf der Erde oder auf dem Mond steht. Er wiegt aber auf dem Mond viel weniger!

Für das Gewicht muss man eine Maßeinheit der Kraft benutzen (s. unten).

Druck

Maßeinheiten für den Druck sind Bar (bar) und Pascal (Pa). In pharmazeutischen Betrieben sind Druckangaben in bar üblich. Eine ältere Maßeinheit für den Druck ist die Atmosphäre (at). 1 Atmosphäre und 1 Bar sind ungefähr gleich (1 bar = 1,02 at), deshalb kann man mit ziemlicher Genauigkeit Druckangaben in Atmosphären durch Bar ersetzen.

Drucke unter 1 bar bezeichnet man als Unterdruck oder als Vakuum. Absolutes Vakuum herrscht im Weltall.

Arzneimittelherstellung | 103

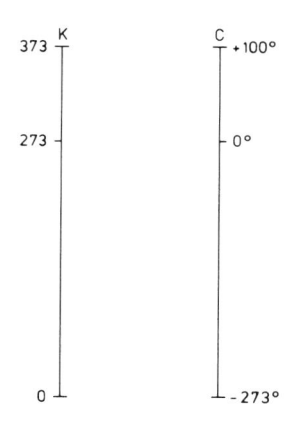

Schema 6: Temperaturskalen.

Zeit, Geschwindigkeit

Die Maßeinheit für die Zeit ist die Sekunde (s). Bruchteile der Sekunde werden im Zehnersystem gemessen:

$$1 \text{ Millisekunde} = \frac{1}{1\,000} \text{ s}$$

Ein Vielfaches der Sekunde aber misst man nach der Einteilung der Uhr im Sechzigersystem:

    60 s   = 1 Minute (min)
    60 min = 1 Stunde (h)

Geschwindigkeit ist die in einer bestimmten Zeit zurückgelegte Strecke. Sie wird daher in Meter pro Sekunde (m/s) oder Kilometer pro Stunde (km/h) gemessen.

Temperatur

Die Maßeinheit für die Temperatur ist das Kelvin, das Symbol dafür ist K (nicht °K!). Für den praktischen Gebrauch sind Angaben in Grad Celsius (°C) üblich. Die Celsius-Skala beginnt mit 0 °C beim Gefrierpunkt des Wassers. Die Kelvin-Skala beginnt beim absoluten Nullpunkt, der tiefstmöglichen Temperatur (entspricht –273 °C, s. Schema 6).

Kraft

Die Maßeinheit der Kraft ist das Newton (sprich: njuten). Das Newton (N) ersetzt die nicht mehr übliche Maßeinheit Kilopond (kp) und entspricht ungefähr einem Zehntel der alten Maßeinheit (1 kp = 9,81 N).

Die Härte (Druckfestigkeit) von Tabletten wurde früher in kp angegeben. Heute wird sie in Newton (N) gemessen.

Ein früherer Messwert von 5 kp entspricht heute etwa 50 N.

Volt, Ampere, Watt

Die Maßeinheit der Stromspannung ist das Volt (V).
Die Maßeinheit der Stromstärke ist das Ampere (A).
Die Maßeinheit der Leistung ist das Watt (W).

Das Watt ist nicht nur eine in der Elektrizität übliche Leistungseinheit, sondern sie ist allgemein gebräuchlich. So wird z. B. auch die Leistung eines Automotors nicht nur in PS, sondern auch in Watt angegeben.

Übersicht über kleinere und größere Einheiten

Um kleinere oder größere Einheiten zu bezeichnen, benutzt man bestimmte Vorsilben. Bekannt sind Kilo- für das Tausendfache (1 kg = 1 000 g) und Milli- für den tausendsten Teil (1 mm = 1/1 000 m). Weitere Vorsilben sind Mikro- (1/1 000 000) sowie Mega- (1 Megatonne = 1 000 000 Tonnen).

Tab. 1 gibt eine Übersicht über die gebräuchlichsten Einheiten.

Ein millionstel Meter heißt also Mikrometer (µm), ein millionstel Gramm Mikrogramm (µg).

Tabelle 1.

Teil oder Vielfaches		Vorsilbe	Länge (Meter)	Volumen (Liter)	Masse (Gramm)	Zeit (Sekunde)	Spannung (Volt)	Leistung (Watt)
$\frac{1}{1\,000\,000}$	=	Mikro-	µm*	µl*	µg*	µs*		
$\frac{1}{1\,000}$	=	Milli-	mm	ml	mg	ms	mV	mW
$\frac{1}{100}$	=	Zenti-	cm	cl				
$\frac{1}{10}$	=	Dezi-	dm	dl				
1			m	l	g	s	V	W
1 000	=	Kilo-	km	m³	kg	–**	kV	kW
1 000 000	=	Mega-	–	–	(t)	–**	MV	MW

* µ: griechischer Buchstabe (sprich „mü"), Abkürzung für „Mikro".
** 60 s = 1 min, 60 min = 1 h

Arzneimittelherstellung | 105

Konzentrationsangabe	Verdünnung	Entspricht einem Löffel Zucker, aufgelöst in:
Prozent (%)	1 : 100	Einer Tasse 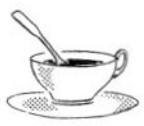
Promille (‰)	1 : 1000	Einer Kanne 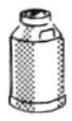
ppm („parts per million")	1 : 1 Mill.	Einem kleineren Tanklaster 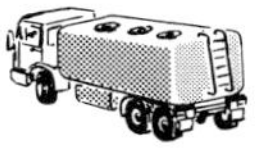
ppb („parts per billion*")	1 : 1 Mrd.	Einem Schwimmbecken 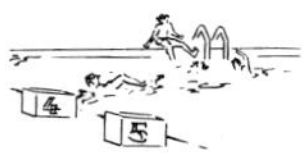

* billion (engl.) = Milliarde.

Abb. 54: Konzentrationsangaben.

Konzentrationen

Oft werden Konzentrationen in Prozent angegeben. Dabei bedeutet beispielsweise „fünf Prozent" (Gewichtsprozent), dass 5 Gramm eines einzelnen Bestandteils in 100 Gramm Gesamtmenge enthalten sind oder „fünf Prozent" (Volumenprozent), dass 5 Milliliter einer Substanz in 100 ml einer Gesamtmenge enthalten sind. Daneben gibt es aber noch die Angabe in Promille und seit einiger Zeit auch die in ppm und ppb. Was das bedeutet, geht aus Abb. 54 hervor.

15. Prüfmethoden bei der Herstellung

Von den vielen bei der Inprozesskontrolle angewandten Prüfmethoden sollen hier nur die am häufigsten verwendeten vorgestellt werden.

Gewicht

Bei einzeldosierten Arzneiformen wie Tabletten, Kapseln und Zäpfchen, die ein vorgeschriebenes Sollgewicht haben, muss das Istgewicht durch Wiegen auf einer geeigneten Waage überprüft werden. Das geschieht nach bestimmten – statistisch festgelegten – Plänen. Dabei wird neben dem Durchschnittsgewicht auch das Einzelgewicht festgestellt, damit man erkennen kann, ob Tabletten unzulässig vom Durchschnittswert abweichen.

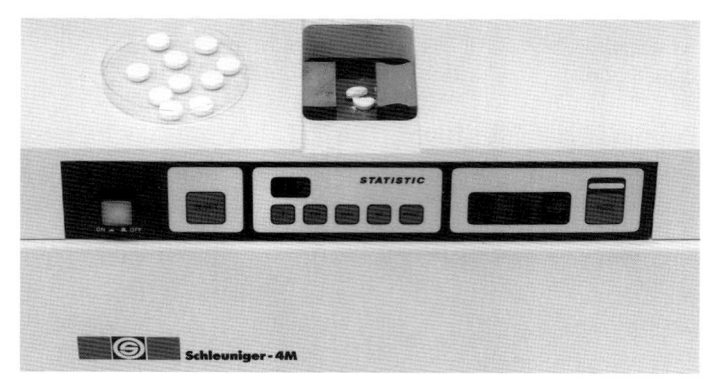

Abb. 55: Prüfung der Druckfestigkeit von Tabletten.

Füllvolumen

Werden Arzneimittel nicht nach Gewicht, sondern nach Volumen abgeteilt, so muss die Einzelfüllung in regelmäßigen Zeitabständen gemessen werden. Bei Infusionsflaschen stellt man das Füllvolumen mit einem Messzylinder fest, bei Ampullen wird das Volumen der Injektionslösung indirekt bestimmt. Hierzu wird die Lösung ähnlich wie bei der Anwendung durch den Arzt möglichst vollständig aus der Ampulle herausgesaugt und anschließend gewogen. Die Masse wird dann durch die Dichte der Lösung dividiert, und so ergibt sich das Volumen.

Höhe

Die Bestimmung der Höhe ist eine einfache Prüfung für Tabletten. Sie ist wichtig, weil zu dicke Tabletten Schwierigkeiten bei der Verpackung verursachen könnten.

Druckfestigkeit (Härte)

Bei der Bestimmung der Druckfestigkeit von Tabletten wird festgestellt, bei welcher Kraft der Druck zwischen zwei Backen eines Messgerätes die Tablette zerbrechen lässt. Sie dient dazu, die Belastbarkeit einer Tablette bei Weiterverarbeitung, Verpackung und Transport zu ermitteln (Abb. 55).

Auch eine zu große Härte ist unerwünscht, weil Tabletten mit Teilkerben sich dann nur schwer zerbrechen lassen.

Arzneimittelherstellung | 107

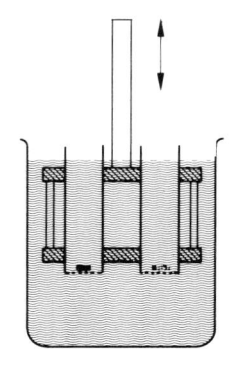

Abb. 56: Zerfallsprüfung bei Tabletten.

Zerfallszeit

Arzneiformen wie Tabletten und Kapseln sollen nach der Einnahme zerfallen. Mit der Zerfallsprüfung will man feststellen, in welcher Zeit dies geschieht. Man verwendet dazu ein besonderes Prüfgerät. Dieses besteht aus einem starren Gestell mit mehreren kleinen Glasröhrchen zur Aufnahme der Tabletten. Der Boden der Röhrchen besteht aus einem Sieb. Das Gestell wird in einem Becherglas mit Wasser von 37 °C mechanisch auf- und abwärts bewegt bis die Tabletten zerfallen sind und sich keine Tablettenrückstände mehr auf den Siebböden befinden. Die Zeit bis zum Zerfall wird gemessen (Abb. 56).

Manche Tabletten werden so überzogen, dass sie gegen Magensaft resistent sind, damit sie nicht im Magen, sondern erst im Darm zerfallen. Um sie zu prüfen, wendet man die Methode zur Bestimmung der Zerfallszeit ähnlich wie oben beschrieben an. Als Prüfflüssigkeit dient Salzsäure, in der die Tabletten in diesem Fall nicht zerfallen dürfen, und anschließend künstlicher Darmsaft, in dem sie innerhalb einer vorgeschriebenen Zeit zerfallen müssen.

Feuchte

Bei Granulaten ist die Bestimmung der Feuchte wichtig. Ein zu feuchtes Granulat könnte die Stabilität der Wirkstoffe gefährden und zu Schimmelbildung auf den Tabletten führen. Vollständig getrocknetes Granulat wiederum ließe sich nur sehr schwer verpressen. Deshalb werden Granulate bis zu einer optimalen Feuchte getrocknet. Um diese zu überprüfen, wird eine bestimmte Menge des Granulates genau eingewogen und dann so lange getrocknet, bis die gesamte Feuchtigkeit entfernt ist. Anschließend wird nochmals gewogen. Der Unterschied der beiden Wägungen entspricht dem Feuchtanteil (Trocknungsverlust). Im Handel gibt es für diese Methode unterschiedliche Geräte (Abb. 57, S. 108).

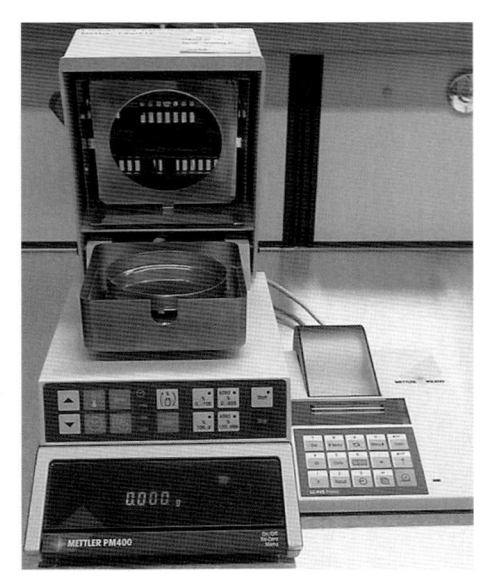

Abb. 57: Prüfung der Feuchtigkeit von Granulaten.

Bei einer anderen Methode zur Beurteilung der Granulatfeuchte wird die Wasserabgabe an die Umgebungsluft in einem geschlossenen Gefäß untersucht. Der Wert der relativen Feuchte dieser Luft nach einer kurzen Ausgleichszeit, „Gleichgewichtsfeuchte" genannt, wird bestimmt.

Rollverschleiß (Friabilität)

Tabletten müssen eine bestimmte mechanische Festigkeit aufweisen, damit sie bei Weiterverarbeitung, Verpackung und Transport an ihrer Oberfläche nicht beschädigt werden oder zerbrechen. Der Rollverschleiß, auch Friabilität genannt, wird in einer Trommel ermittelt. Man wiegt eine bestimmte Menge Tabletten ein und lässt die Trommel in einer Drehbewegung laufen (Abb. 58). Nach einer bestimmten Anzahl von Umdrehungen werden die Tabletten erneut gewogen und aus dem Gewichtsunterschied der Rollverschleiß berechnet. Die Trommel hat auf einer Seite einen Mitnehmerarm, der die Tabletten bei jeder Umdrehung bis an die obere Hälfte der Trommel mitnimmt und dann herabfallen lässt.

Teilchengröße

Um die Eigenschaften eines Pulvers oder Granulates beurteilen zu können, muss man die Größe der Einzelteilchen kennen. Durch Benutzung von Sieben mit ver-

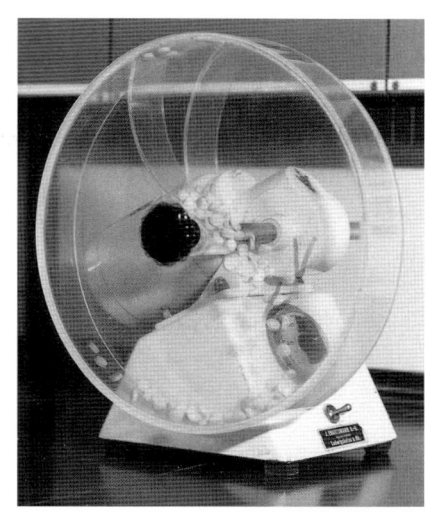

Abb. 58: Prüfung auf Rollverschleiß.

schieden großen Maschenweiten lassen sich bei einem Pulver oder einem Granulat die Teilchengrößen ermitteln.

Ein sehr feines Pulver lässt sich allerdings nicht mehr durch Sieben in einzelne Teilchengrößen aufteilen. Die Ermittlung dieser kleinen Teilchengrößen muss dann mikroskopisch oder mit speziellen Geräten erfolgen.

Schütt- und Stampfvolumen

Zur Kennzeichnung von Pulvern und Granulaten ist auch das Schütt- und Stampfvolumen sehr wichtig. Zur Bestimmung wird in einen Messzylinder Pulver mit einer Masse von 100 g sehr vorsichtig eingefüllt, ohne es zu verdichten. Das abgelesene Volumen wird als Schüttvolumen bezeichnet. Der Messzylinder wird anschließend in eine Standardapparatur, dem Stampfvolumeter, eingespannt und 1250mal gestampft. Das nach der Verdichtung festgestellte Volumen ist das Stampfvolumen (Abb. 59, S. 110).

Zerfallszeit von Suppositorien

Zäpfchen müssen bei 37 °C innerhalb einer bestimmten Zeit vollständig zerlaufen oder geschmolzen sein. Zur Prüfung werden Suppositorien in eine spezielle Vorrichtung eingespannt und diese in leicht gerührtes Wasser von 37 °C eingehängt. Alle Suppositorien müssen nach der vorgeschriebenen Zeit zerfallen sein.

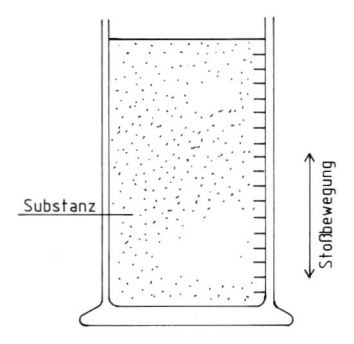

Abb. 59: Bestimmung des Schütt- und Stampfvolumens.

Viskosität

Die Viskosität wird bei Flüssigkeiten und halbfesten Zubereitungen zur Charakterisierung nach verschiedenen Methoden ermittelt. Sie gibt z. B. Hinweise auf die Verstreichbarkeit einer Salbe auf der Haut. Zähe Salben lassen sich schlechter abfüllen und aus der Tube drücken.

Dichte

Als Dichte eines Stoffes wird die Masse der Volumeneinheit bezeichnet. Wasser hat z. B. die Dichte 1, weil 1 Milliliter 1 Gramm wiegt.

Die Dichte ist als Kennzahl insbesondere bei Flüssigkeiten sehr wichtig.

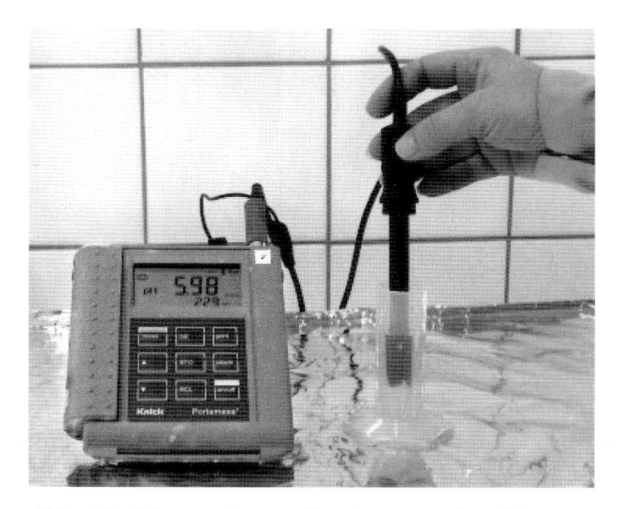

Abb. 60: Messgerät zur Bestimmung des Säuregehaltes einer Lösung (pH-Wert).

pH-Wert

Der pH-Wert ist eine Messzahl für den Säuregehalt und kann in Flüssigkeiten elektrometrisch mit speziellen Geräten gemessen werden (Abb. 60).

Je kleiner der pH-Wert, desto saurer die Lösung. Magensaft hat beispielsweise pH 1 und reinstes Wasser pH 7.

Kontrollfragen

1. Wie viel Milliliter hat 1 Liter?
2. Wie viel Gramm sind 0,137 Kilogramm?
3. Ein Meter hat 100 Zentimeter. Wie viel Quadratzentimeter hat ein Quadratmeter?
4. Wie viel Millisekunden sind 0,06 Sekunden?
5. Warum werden Arzneimittel während der Herstellung laufend geprüft? – Nennen Sie drei Gründe.
6. Welche Eigenschaften werden geprüft?

III. Arzneimittelverpackung

1. Packmittel

(1) Packungselemente und ihre Aufgaben

Arzneimittel werden nach der Herstellung verpackt. So einfach das klingt, so viele Fragen treten dabei auf:

- Welche Art der Verpackung ist angebracht, z. B. Durchdrückstreifen – auch Blister genannt – oder Röhrchen?
- Handelt es sich um kleine flache Tabletten oder um große runde Dragees?
- Wie soll der Verschluss beschaffen sein: Schraubverschluss oder Stopfen?
- Welche Information muss auf dem Etikett stehen?
- Welcher Text ist in der Zulassung für die Gebrauchsinformation („Packungsbeilage oder Prospekt") vorgeschrieben?
- Wie groß muss die Faltschachtel sein, damit der Inhalt gut hineinpasst; welche Kartonstärke müssen wir vorsehen?

Das sind nur einige der Fragen, die bei der Verpackung zu beachten sind. Die wichtigsten Aufgaben einer Verpackung (Abb. 61) seien hier zusammengefasst:

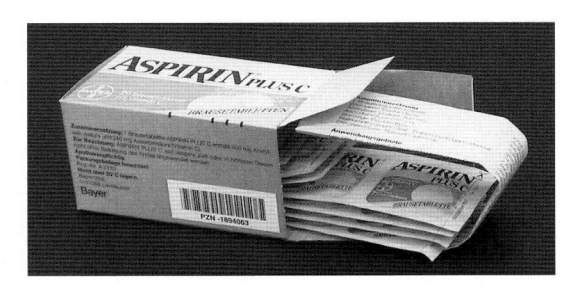

Abb. 61: Bestandteile einer Packung.

- Das *Behältnis* muss das Arzneimittel schützen, damit es auch bei Lagerung weiterhin stabil bleibt und nicht etwa zersetzt und unwirksam wird.
- Die Verpackung muss eine leichte, aber auch gleichzeitig sichere Entnahme einer Einzeldosis ermöglichen.
- *Etikett, Packungsbeilage* und *Faltschachtel* müssen wichtige und auch die korrekten Informationen über Zusammensetzung, Anwendung und Wirkung aufweisen.
- Alle Packmittel müssen aufeinander abgestimmt und maschinengängig sein. Dafür müssen die Maße der Packungselemente und die Auslegung der einzelnen Packmittel wie z. B. die Kartonstärke genau stimmen.

Bei der Auswahl der Packungsgrößen geht man meist von der zu therapierenden Krankheit aus. So bietet man z. B. Schmerzmittel, die man nicht über sehr lange Zeiträume nehmen sollte, in Packungen zu 10 oder 20 Tabletten an, während Arzneimittel, die zur dauerhaften Behandlung einer Krankheit notwendig sind, oft in Packungen angeboten werden, die gleich eine mehrwöchige Behandlung abdecken. In Deutschland hat man Packungsgrößen in dieser Hinsicht normiert und kennzeichnet sie mit N 1, N 2 oder N 3.

Die Bezeichnungen haben folgende Bedeutung:

N1 = *Probierpackung,* zum Prüfen der Verträglichkeit und zur Behandlung kurzzeitiger Krankheitszustände.

N2 = *Normalpackung,* zur Behandlung von Krankheiten mit überschaubarer Dauer.

N3 = *Langzeitpackung,* zur Behandlung chronischer Leiden.

Primär- und Sekundärpackmittel

Grundsätzlich unterscheidet man bei der Arzneimittelverpackung zwischen sogenannten

- Primärpackmitteln und
- Sekundärpackmitteln.

Von Primärpackmitteln spricht man dann, wenn das betreffende Packmittel direkt mit dem Arzneimittel in Kontakt kommt, unter Sekundärpackmitteln versteht man die anderen, meist bedruckten Packmittel.

Kindersicherheit

Im Übermaß eingenommen sind Arzneimittel gefährlich. Das gilt ganz besonders für Kinder, deren wesentlich geringeres Körpergewicht und noch nicht voll entwickelter Stoffwechsel Medikamente oft stärker wirken lässt als bei Erwachsenen. Gerade Kinder aber sind neugierig, probieren alles aus und stecken das meiste in den Mund. Fällt ihnen eine Arzneipackung in die Hände, kann es leicht geschehen, dass sie eine gefährliche Menge Tabletten, Pulver oder Saft verschlucken.

Arzneipackungen sollen daher generell von Kindern nicht leicht zu öffnen sein, für einige besonders stark wirksame Arzneimittel ist sogar vorgeschrieben, sogenannte kindersichere Verpackungen zu verwenden.

Kindersicherheit kann man beispielweise auf folgende Art und Weise erreichen:

- ○ Schraubverschlüsse, die sich nur öffnen lassen, wenn man sie beim Aufschrauben gegen das Behältnis drückt („Druck-Dreh-Verschlüsse"; Abb. 62). Diese kombinierte Bewegung fällt Kindern schwer.

- ○ Trickverschlüsse (Abb. 63), die sich nur durch Einsetzen einer Münze oder durch Herausziehen einer Lasche öffnen lassen. Kinder durchschauen den Trick nicht so schnell.

- ○ Verwendung von besonders verstärkten Aluminiumfolien (Aluminium-Papier-Verbundfolien). Kindern fällt es dann ungleich schwerer, beispielsweise Tabletten durch diese besonders starken Folien hindurchzudrücken.

- ○ Verwendung von eingefärbten Tiefziehfolien, um zu vermeiden, dass Kinder von den unter Umständen farbigen Tabletten, Dragees oder Kapseln angezogen werden.

Man muss aber wissen, dass so geschützte Packungen nur eine erhöhte, jedoch keine vollständige Sicherheit bieten. Deswegen soll man zu Hause Arzneimittel immer so aufbewahren, dass sie für Kinder unerreichbar sind.

Eine Schwierigkeit, die bei kindersicheren Verschlüssen auftreten kann, liegt darin, dass auch ältere Menschen sie in manchen Fällen schlecht öffnen können. Nur ein sorgfältig konstruierter Verschluss ist kindersicher und zugleich auch für Ältere gut zu öffnen.

Arzneimittelverpackung | 115

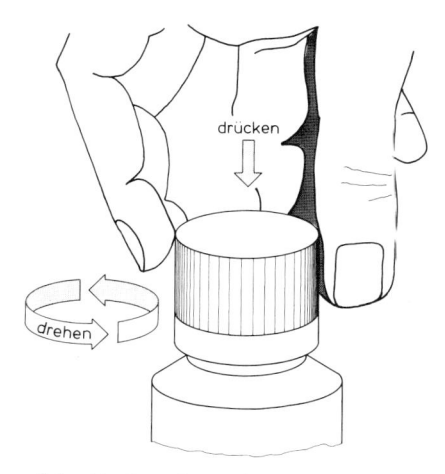

Abb. 62: Druck-Dreh-Verschluss.

(2) Behältnisse und Verschlüsse

Behältnisse für Arzneimittel werden überwiegend aus folgenden Materialien hergestellt:

- Glas
- Kunststoff
- Aluminium

Jeder Werkstoff hat seine Vor- und Nachteile, so dass es bei der Entwicklung des Packmittels gut abzuwägen gilt, welche Materialien für das jeweilige Arzneimittel am geeignetsten sind und es am besten schützen. All diesen Materialien ist gemein , dass sie sich in aller Regel neutral gegenüber Arznei- und Hilfsstoffen verhalten.

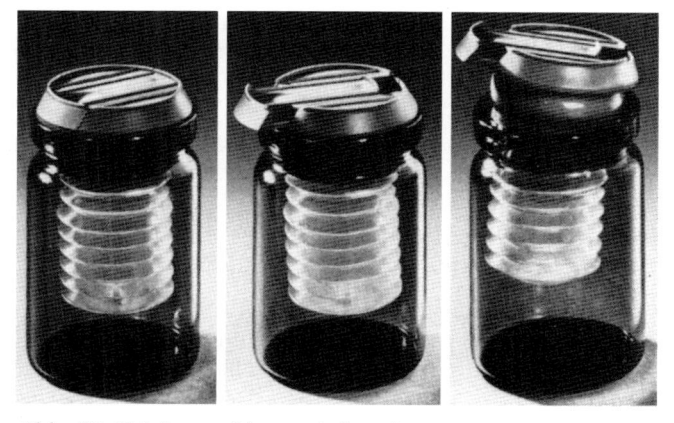

Abb. 63: Trickverschluss mit Lasche.

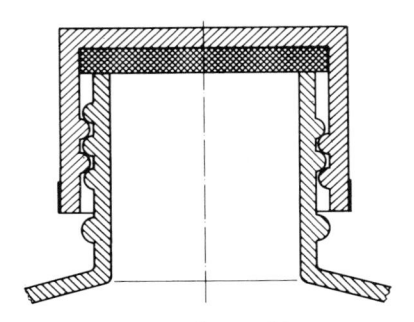

Abb. 64: Schraubverschluss.

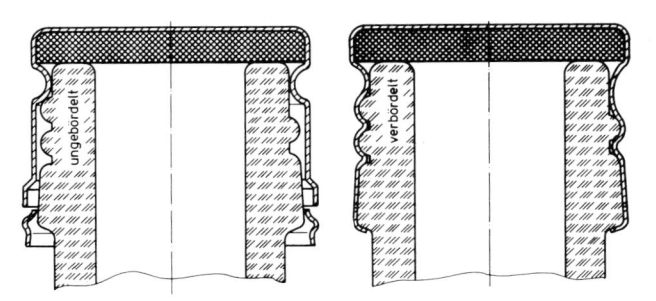

Abb. 65: Garantieverschluss („Pilferproof-Verschluss"); links: ungebördelt; rechts: verbördelt.

Glas

Glas wird vor allem für Flaschen und Ampullen, ganz selten nur noch für Tablettenröhren eingesetzt. Es hat den großen Vorteil, dass es absolut dicht ist, keine Feuchtigkeit durchtreten lässt und keine Geschmacksstoffe aufnimmt. Weil es durchsichtig ist, gestattet es leicht eine Kontrolle des Inhalts (wichtig bei Ampullen). Man kann es sogar einfärben und dadurch den Inhalt vor übermäßigem Lichteinfluss schützen. Nachteilig ist allerdings seine Zerbrechlichkeit.

Es werden Glasarten unterschiedlicher Qualität hergestellt. Besonders hochwertiges Glas verwendet man für Ampullen. Flaschen werden in der pharmazeutischen Industrie überwiegend mit Schraubverschlüssen versehen, bei denen man zwei Typen unterscheidet:

○ Normale Schraubverschlüsse (Abb. 64)

○ Verschlüsse mit Originalitätssicherung (Abb. 65)

Normale Schraubverschlüsse bestehen aus Kunststoff und werden auf die Flasche aufgeschraubt.

Verschlüsse mit Originalitätssicherung (z. B. *Pilferproof-Verschlüsse*) sind so konstruiert, dass man erkennen kann, ob das Behältnis schon einmal geöffnet wurde. Sie bestehen entweder aus Aluminium und werden aus einer gewindefreien Kappe an das Schraubgewinde der Flasche anrolliert oder aus Kunststoff und einem angespritzten Ring, der beim Öffnen abreißt.

Kunststoffe

Es wird eine Reihe unterschiedlicher Kunststoffe eingesetzt, die in ihren Eigenschaften etwas voneinander abweichen. Am häufigsten werden verwendet:

○ Polyethylen (PE)

○ Polypropylen (PP)

○ Polystyrol (PS)

○ Polyvinylchlorid (PVC)

Sie alle sind leicht, wenig zerbrechlich und in allen gewünschten Formen herstellbar. Ihre Dichtigkeit ist allerdings weniger ausgeprägt, so dass nicht alle Arten für empfindliche Arzneimittel verwendet werden können. Benötigt man Kunststofffolien mit besseren Barriere-Eigenschaften, dann kommen Verbundfolien mit Spezialkunststoff wie Polyvinylidenchlorid (PVDC) oder Polychlortrifluorethylen (PCTFE) zum Einsatz. Die meisten Kunststoffe neigen auch dazu, Geschmacksstoffe aufzunehmen, weshalb sie beispielsweise für mentholhaltige Halstabletten nicht geeignet sind.

Polyethylen ist einer der wichtigsten Kunststoffe und wird in der Technik sehr vielseitig für Folien, Schläuche, Rohre, Packmaterialien und Gebrauchsgegenstände verwendet. Man unterscheidet zwei Sorten von Polyethylen:

○ Hochdruck-Polyethylen (HDPE) ist weich, flexibel und fast durchsichtig.

○ Niederdruck-Polyethylen (LDPE) ist hart und erweicht erst bei 130 °C. Fertigteile aus diesem Material sind daher kochfest und sterilisierbar.

Beide Sorten verwendet man für Stopfen, Flaschen, Verschlüsse und Tuben.

Polypropylen besitzt ähnliche Eigenschaften wie Polyethylen, jedoch ist die Wasserdampfdurchlässigkeit sehr viel geringer. Deswegen kann man es bei Arzneimitteln verwenden, die feuchtigkeitsempfindlich sind (z. B. Brausetabletten).

Gelegentlich wird es auch anstelle des weniger umweltfreundlichen PVC zur Herstellung von Durchdrückpackungen verwendet, weil es sich auf Tiefziehmaschinen gut verformen lässt.

Polyvinylchlorid ist immer noch einer der am meisten verwendeten Grundstoffe der Folien für die Durchdrückpackungen. Er ist auf den Tiefziehmaschinen besonders leicht verformbar und sehr elastisch.

Für den Durchdrückstreifen sind noch zwei weitere Namen gebräuchlich: „*Blister*" kommt aus dem Englischen und bedeutet Blase. Der Name entstand, weil die Näpfchen des Streifens wie Blasen aussehen. „*Tiefziehstreifen*" bezieht sich auf den technischen Vorgang bei der Verformung der Folie. Alle drei Bezeichnungen bedeuten das gleiche.

Polystyrol wird hauptsächlich für Röhren, weniger für Verschlüsse eingesetzt. Man unterscheidet das normale Polystyrol, das spröde und glasklar ist, vom schlagfesten Polystyrol, das einen kautschukähnlichen Zusatz enthält und daher elastischer ist.

Aluminium

Aluminium ist so dicht wie Glas, dazu unzerbrechlich und kann bei dünner Wandstärke sogar gebogen werden. Allerdings ist es schlechter industriell zu formen als Glas oder Kunststoff. Aluminium wird eingesetzt für:

- Tuben
- Dosen und Röhrchen
- Aerosoldosen
- Folien

Aluminiumtuben (Abb. 66) enthalten immer einen Innenschutzlack, weil das Aluminium nicht mit dem Inhalt in Berührung kommen darf. Am Ende der Tube ist häufig innen ein Ring aus Latex (gummiartige Masse) aufgetragen, der die Tube nach dem Falzen fest verschließt und verhindert, dass der Inhalt durch den Falz austreten kann.

Tuben werden nicht wie Flaschen durch die Schrauböffnung befüllt, sondern vom Falzende her. Deswegen werden sie schon verschraubt, aber mit offenem Falzteil angeliefert.

Vorteilhaft sind konische Tuben, die ineinandergesteckt angeliefert werden und damit beim Transport einen viel kleineren Raum einnehmen als normale Tuben. Sie verstauben weniger und lassen sich gut auf die Abfüllmaschinen aufgeben.

Aluminiumdosen haben eine dickere Wand als Tuben. Auch sie tragen einen Innenschutzlack.

Für *Aerosoldosen* gilt das gleiche. Sie werden mit einem Ventil verschlossen, das sich auf einen Fingerdruck hin öffnet. Die meisten Ventile sprühen, solange der Sprüh-

Arzneimittelverpackung | 119

kopf herabgedrückt wird. Dosierventile aber geben nur einen einzelnen kurzen Spray-Stoß mit einer genau bemessenen Arzneimenge ab.

Aluminiumfolien entstehen, wenn man das Metall papierdünn auswalzt. Auch als Folie ist es noch völlig dicht und lässt weder Feuchtigkeit noch Aroma durch, so dass man es zur Verpackung empfindlicher Arzneimittel einsetzen kann. Die Aluminiumfolien sind auf der Innenseite mit einem Siegellack beschichtet und werden durch Wärme gegen tiefgezogene Kunststofffolie oder gegen eine weitere Aluminiumfolie verschweißt („Heißsiegelung").

Innenschutzlackierung (einfach, doppelt)

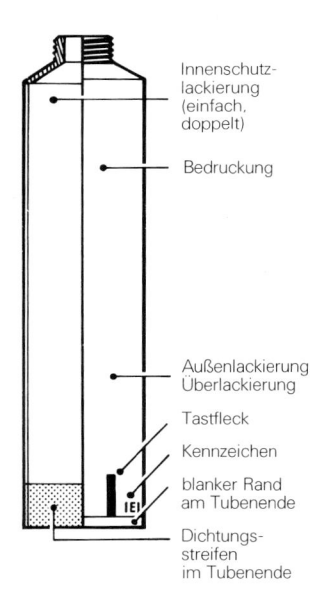

Bedruckung

Außenlackierung
Überlackierung

Tastfleck

Kennzeichen

blanker Rand am Tubenende

Dichtungsstreifen im Tubenende

Abb. 66: Bezeichnungen der bedruckten Tube.

(3) Bedruckte Packmittel

Wer ein Arzneimittel nimmt, braucht Informationen darüber:

- ○ Wogegen wirkt es?
- ○ Wie oft und wann soll man es nehmen?
- ○ Kann es schädliche Nebenwirkungen haben?
- ○ Darf man es während einer Schwangerschaft unbesorgt einnehmen?
- ○ Bei welchen anderen Krankheiten darf man es nicht einnehmen?

Antworten auf diese Fragen findet man in umfangreicher Form in der Packungsbeilage, die wichtigsten Informationen sind aber auch auf dem Etikett, dem Behältnis (z. B. Tube) oder der Faltschachtel zu finden.

Manchmal werden die *Behältnisse* direkt bedruckt und nicht etikettiert. Bei Tuben zum Beispiel würden Etiketten zerknittern und unschön aussehen. Das gleiche gilt auch für flexible Kunststoffflaschen, aus denen man den Inhalt herausdrücken kann. Aber auch alle anderen Behältnisse wie Röhren, Ampullen, Flaschen oder Folien kann man bedrucken.

Häufiger jedoch werden sie mit einem *Etikett* versehen. Man unterscheidet zwei Typen von Etiketten:

○ Nassleimetiketten
○ Haftetiketten

Nassleimetiketten werden in Stapeln oder auf Rollen geliefert. Sie tragen keinen Leim und werden erst unmittelbar, bevor sie auf das Behältnis geklebt werden, beleimt.

Haftetiketten sind schon mit Kleber versehen und werden von einem Trägerband abgezogen, wenn sie auf das Behältnis gebracht werden sollen.

Die *Packungsbeilage* (Gebrauchsinformation, Prospekt) enthält sehr viele, zum Teil gesetzlich vorgeschriebene Informationen. Besonders wichtig sind Angaben über Zusammensetzung, Anwendungsweise, Wirkung und Nebenwirkungen. Die Packungsbeilagen bestehen aus recht dünnem Papier, das sich gut falzen lässt. Sie werden – ähnlich wie die Nassleimetiketten – in Stapeln oder auf Rollen geliefert.

Faltschachteln bestehen aus einem dicken Papier, das Karton genannt wird. Sie werden flach zusammengelegt geliefert und müssen beim Verpacken von der Maschine aufgerichtet werden, bevor man die Behältnisse einschieben kann. Für zerbrechliche Gefäße, vor allem Flaschen, verwendet man auch Faltschachteln aus einer sehr feinen Wellpappe, dem Mikrowellkarton.

Eine besondere Gefahr besteht beim Einsatz von mit Text versehenen Packmitteln. Hier kann sehr leicht eine Verwechslung der Packmittel stattfinden, z. B. weil ein falsches Paket Etiketten bei der Verpackung einer Charge in die Maschine eingelegt wird. Dies kann die fatale Folge haben, dass ein Patient ein falsches Medikament erhält. Um das Risiko von Untermischungen z. B. bei Etiketten zu vermeiden, bevorzugt man beispielsweise den Einsatz von Rollenware gegenüber Stapelware. Außerdem ist es gängige Praxis geworden, alle bedruckten Packmittel mit einem individuellen Strichcode zu versehen, der beim Verpackungsprozess ständig überprüft wird. Ein falsches Packmittel kann so sicher erkannt werden.

(4) Packmittel für die Endverpackung

Bündel

Die fertigen Packungen werden meist zu Fünfer- oder Zehnerbündeln zusammengefasst. Dies geschieht häufig so, dass Kunststofffolie um die Packungen gewickelt und verschweißt wird.
Bei einem anderen Verfahren wird *„Schrumpffolie"* aus vorgerecktem Polyethylen verwendet. Sie wird lose um die Packungen gewickelt und anschließend kurz auf über 100 °C erwärmt. Beim Erwärmen zieht sich die Folie zusammen („schrumpft") und bildet ein festes Bündel. Die Packungen selbst werden dabei nur etwa handwarm.

Kartons

Die Bündel werden zuletzt in Kartons aus Wellpappe gelegt, die einen guten Schutz bieten und zugleich als Versandbehältnis dienen. Da die Bündel unterschiedlich groß sind, gibt es eine Reihe von Standardkartons unterschiedlicher Größen, die so bemessen sind, dass sie sich gut auf Paletten stapeln lassen.

Kontrollfragen

1. *Aus welchen Teilen besteht eine Packung?*
2. *Welche Packmittel werden aus Glas, welche aus Kunststoff und welche aus Aluminium hergestellt?*
3. *Auf welchen Teilen der Packung findet man Informationen über das Arzneimittel?*
4. *Was braucht man zur Endverpackung?*
5. *Wie vermeidet man, dass Packmittel beim Verpacken verwechselt werden?*

Durchdrückpackung

Siegelstreifen

Ungeordnete Abfüllung   Geordnete Abfüllung

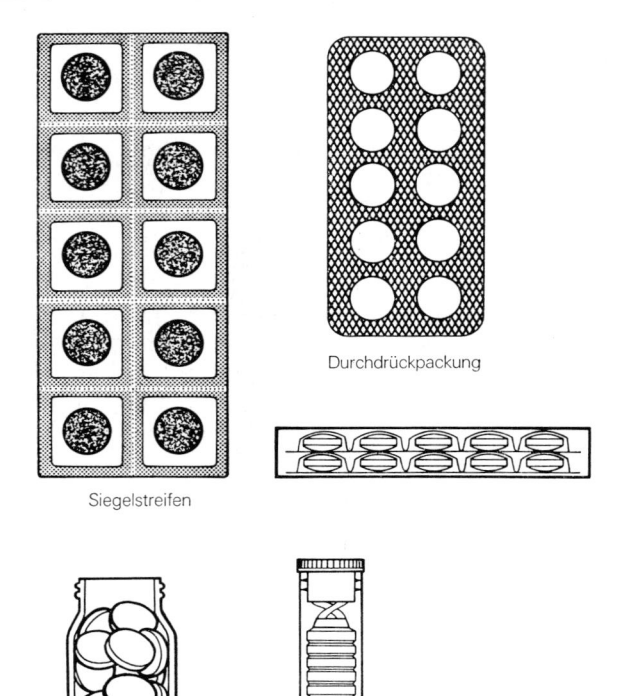

Abb. 67: Verpackungsarten von Tabletten, Dragees und Kapseln.

2. Verpacken von Arzneimitteln

(1) Verpacken von Tabletten, Dragees und Kapseln

Beim Verpacken von Tabletten, Dragees und Kapseln unterscheidet man drei Arten (Abb. 67):

- ○ Verpacken in Durchdrückpackungen
- ○ Verpacken in Behältnisse (Kunststoffröhren, Glasröhren, Aluminiumdosen, Flaschen)
- ○ Verpacken in Siegelstreifen

Verpacken in Durchdrückpackungen

Die gebräuchlichste Packungsart für Tabletten, Dragees und Kapseln ist die Durchdrückpackung. Sie ist platzsparend, verbraucherfreundlich und wirtschaftlich herstellbar. Der größte Vorteil besteht jedoch darin, dass jede einzelne Dosis für sich getrennt und sehr hygienisch entnommen werden kann.

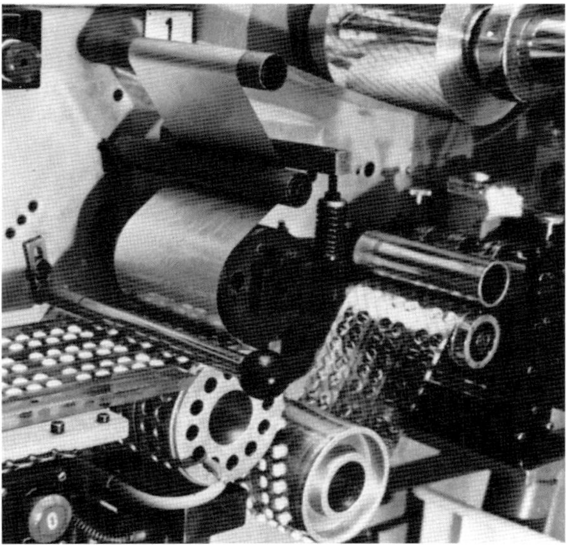

Arzneimittelverpackung | 123

Abb. 68: Verpacken in Durchdrückpackungen.

Auf einer Tiefziehmaschine wird eine Kunststofffolie mit Wärme plastisch gemacht und die erweichte Folie mit Druck oder Vakuum mit Vertiefungen versehen. Die Vertiefungen entsprechen in ihren Abmessungen dem Füllgut. Die Tabletten und Dragees werden automatisch in die so entstandenen Näpfchen gelegt. Diese werden mit einer Aluminiumfolie abgedeckt, die unter Wärmeeinwirkung aufgesiegelt wird (Abb. 68). Anschließend werden die Streifen ausgestanzt und zur Weiterverpackung maschinell gestapelt und kartoniert.

Durch den Einsatz spezieller Folien und das Anbringen einer Kreuzperforation lassen sich auch kindergesicherte Packungen herstellen.

Um feuchtigkeitsdichte *„Tropenpackungen"* zu erhalten, ist es sogar möglich, Aluminiumfolie wie eine Kunststofffolie zu verformen. In diesem Falle erfolgt die Verpackung zwischen zwei Aluminiumfolien.

Das Füllgut kann durch die Aluminiumfolie mit dem Daumen herausgedrückt werden: daher die Bezeichnung Durchdrückpackung. Bei einem perforierten Streifen können auch Teile des Durchdrückstreifens abgetrennt werden. Dies hat den Vorteil, dass man nicht eine ganze Packung mit sich herumtragen muss, sondern nur so viele Tabletten und Dragees mit sich nimmt, wie man gerade benötigt.

Eine weitere gebräuchliche Bezeichnung für die Durchdrückpackung ist auch *„Blisterpackung"* (s. S. 118).

Verpacken in Behältnisse

Als Behältnisse werden Kunststoff- oder Glasröhren verwendet. Glasröhren können z. B. dann eingesetzt werden, wenn die Präparate für kritische Klimazonen bestimmt sind oder das Füllgut besonders feuchtigkeitsempfindlich ist.

Bei der Verpackung in Behältnisse unterscheidet man die geschichtete und die ungeordnete Abfüllung. Bei einer geschichteten Anordnung kann die Packung sehr klein gehalten werden, da die Tabletten dicht nebeneinander liegen (Abb. 67). Bei der ungeordneten Abfüllung werden Tabletten, Dragees und Kapseln so in eine Röhre oder Flasche gegeben, dass sie wahllos neben- und übereinander liegen. Bei beiden Abfüllungen ist aber der Arbeitsablauf fast gleich: Die Kunststoff- oder Glasröhren werden in genormten Schachteln angeliefert und über eine automatische Aufgabevorrichtung der Etikettier- oder Abfüllmaschine zugeführt. Meistens werden die Röhren nochmals auf den Kopf gestellt und ausgeblasen, um sicher zu gehen, dass keine Staubteilchen mehr enthalten sind.

In der Etikettiermaschine wird mit einem Spezialleim ein Etikett aufgeklebt und anmassiert, oder es wird ein Haftetikett von einem Trägerband auf die Röhre übertragen (Abb. 69).

In der Abfüllmaschine wird die vorgesehene Menge von Tabletten oder Dragees abgezählt und eingefüllt.

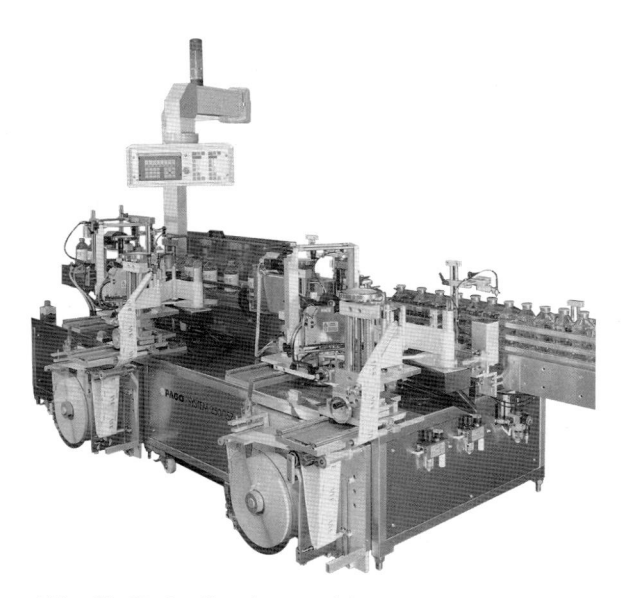

Abb. 69: Haftetikettiermaschine.

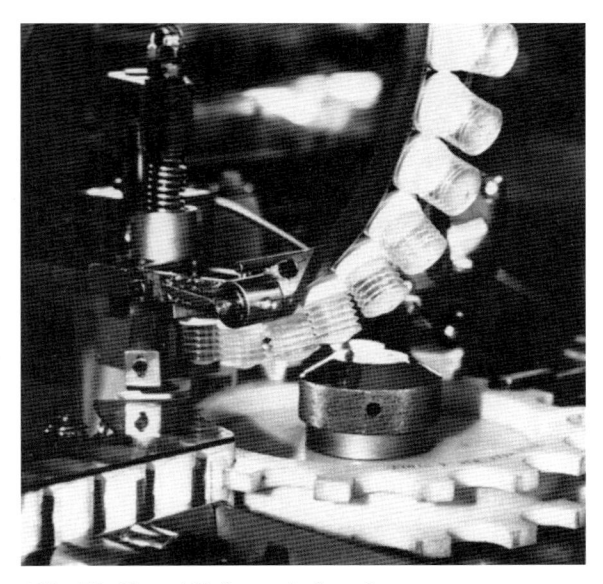

Abb. 70: Verschließen mit Stopfen.

Danach wird ein Stopfen aus Polyethylen, der meistens einen Abstandhalter besitzt und mit einem Trockenmitteleinsatz versehen werden kann, in das Röhrchen gedrückt (Abb. 70). Nicht selten verwendet man auch statt eines Stopfens einen Schraubverschluss.

Ist der Durchdrückstreifen erst einmal hergestellt bzw. das Behältnis befüllt, werden anschließend diese Primärpackungen zusammen mit der Packungsbeilage auf Kartoniermaschinen in Faltschachteln verpackt. Die Packungsbeilage wird dabei zunächst zur Identifizierung codegelesen, dann automatisch mehrfach gefalzt und zusammen mit dem Packgut in die ebenfalls zuvor codegelesene und automatisch aufgerichtete Faltschachtel verpackt (Abb. 71 u. 72, S. 126). Die Faltschachtel erhält während des Kartoniervorganges auf der Linie eine Bedruckung oder Prägung mit der Chargenbezeichnung und dem Verfalldatum. Zur Überprüfung, ob die Faltschachtel vollständig gefüllt ist, lässt man diese meist über eine Kontrollwaage laufen, die das Gewicht jeder einzelnen Packung kontrolliert.

Verpacken in Siegelstreifen

Ist das Verpackungsgut besonders gas- oder wasserdampfempfindlich (z. B. Brausetabletten), dann bietet sich die Verpackung in Siegelstreifen an. Hierbei wer-

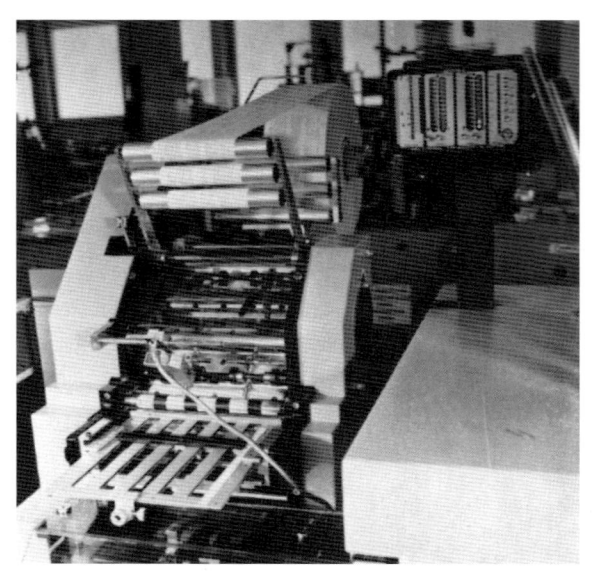

Abb. 71: Falzmaschine für Packungsbeilagen von der Rolle.

den die Tabletten, Dragees oder Kapseln zwischen zwei gas- bzw. wasserdampfundurchlässige Aluminiumfolien eingesiegelt. Diese Art der Verpackung ist auch besonders für den Export in tropische Länder geeignet.

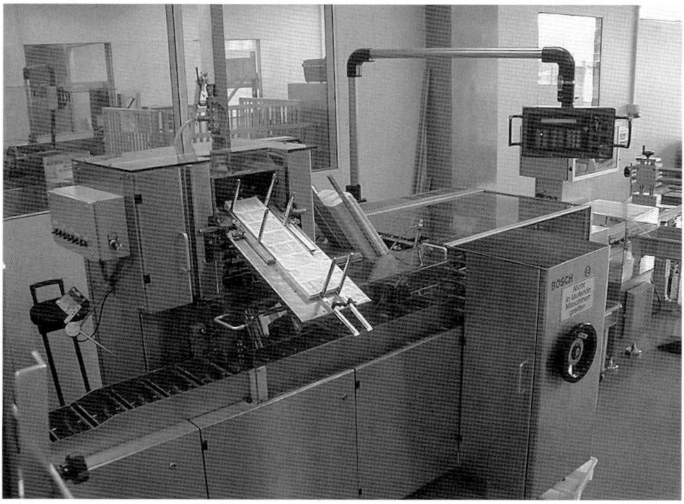

Abb. 72: Kartoniermaschine (Teilansicht).

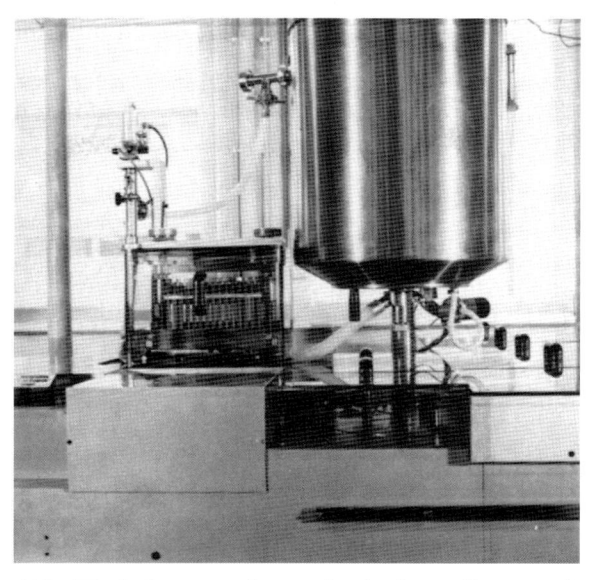

Abb. 73: Anlage zur Suppositorienherstellung nach dem Direktgießverfahren.

(2) Verpacken von Zäpfchen (Suppositorien)

Um den Wirkstoff freigeben zu können, müssen Zäpfchen normalerweise bei Körpertemperatur schmelzen. Die Verpackung muss also so gewählt sein, dass ein Verformen des Zäpfchens oder ein Ausfließen der Fettmasse während des Verpackens, der Lagerung und beim Verbraucher nicht möglich ist.

Üblich ist die kombinierte Herstellung und Verpackung im Direktgießverfahren. Der wesentliche Vorteil dieses Verfahrens besteht darin, dass die Suppositorien nicht vorab auf separaten Gießmaschinen hergestellt und anschließend in einem zweiten Arbeitsgang verpackt werden müssen. Vielmehr vereinigt das Direktgießverfahren die Herstellung der Suppositorien und das Verpacken in einem Arbeitsgang: Aus Kunststoff oder Aluminiumverbundfolien wird eine Form gebildet. Über eine Einfüllöffnung wird die flüssige Suppositorienmasse eingefüllt. Die Eingussöffnungen werden durch Heißsiegelung verschlossen, die Streifen nach Abkühlung von dem zusammenhängenden Band abgeschnitten und verpackt (Abb. 73).

(3) Verpacken von Salben, Cremes, Gelen und Pasten

Als Packmittel für halbfeste Zubereitungen werden hauptsächlich Tuben aus Aluminium, aber auch aus Kunststoff verwendet.

Verpacken in Aluminiumtuben

Die halbfesten Zubereitungen werden mit einer Pumpe in den Abfülltrichter der Abfüllmaschine gepumpt. Dieser Trichter ist mit einem Hohlmantel umgeben, der mit Wasser oder einer anderen Flüssigkeit gefüllt ist und beheizt werden kann. Das ist notwendig, um besonders zähe und teigartige Pasten geschmeidiger zu machen und sie so besser abfüllen zu können.

Die Tuben werden in die Einlaufrinne gelegt und von dort automatisch der Füllmaschine übergeben. Zunächst wird die Tube mit Pressluft ausgeblasen, so dass in den

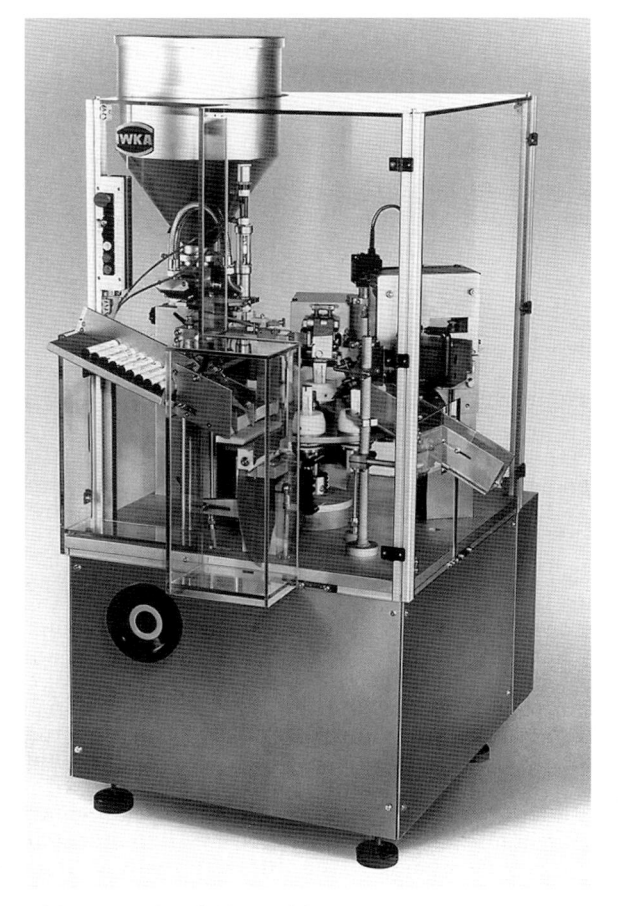

Abb. 74: Tubenfüllmaschine.

Arzneimittelverpackung | 129

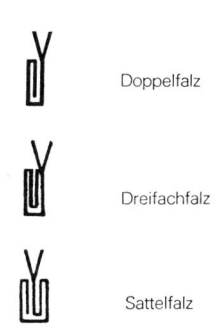

Doppelfalz

Dreifachfalz

Sattelfalz

Abb. 75: Falzarten bei Tuben.

Tuben enthaltener Staub entfernt wird. Dann werden die Verschlüsse nochmals angezogen. Beim nächsten Arbeitsgang werden die Tuben durch Ansteuern einer Markierung mit einer Fotozelle so gedreht, dass nach dem Verschließen das Schriftbild auf die breite Fläche des Tubenkörpers zu liegen kommt.

In die leeren Tuben wird das Füllgut eingefüllt.

Die Fülldüse taucht von oben in das offene Tubenende ein und dosiert eine genau vorgegebene Menge in die Tube (Abb. 74). Anschließend wird das Tubenende durch Falzzangen zusammengedrückt und zwei- bis dreimal fest umgeknickt, so dass ein stabiler Tubenfalz die Tuben dicht verschließt (Falzarten siehe Abb. 75).

Bevor die Tube dem Kartonierautomaten übergeben wird, prägt eine Zange die Chargenbezeichnung und das Verfalldatum in den Tubenfalz.

Halbfeste Zubereitungen zur Anwendung auf der Haut dürfen manchmal nicht konserviert werden, da die Konservierungsmittel auf der Haut Allergien hervorrufen können. Dann ist die Gefahr einer Verkeimung bei den wasserhaltigen Cremes besonders groß. Um diese auszuschließen, wird die keimfrei hergestellte Creme in einem verschlossenen Behälter angeliefert. Zuleitungen und Abfüllmaschine werden sorgfältig entkeimt und die Abfüllung unter einem Laminar-Flow-Stand durchgeführt. Die geschlossene Tube kann anschließend unter normalen Bedingungen weiter verarbeitet werden.

Verpacken in Kunststofftuben

Neben den Aluminiumtuben werden auch Kunststofftuben verwendet. Mit den herkömmlichen Abfüllmaschinen können diese Tuben nicht verarbeitet werden, da das Tubenende nicht wie bei Metalltuben gefalzt werden kann, sondern verschweißt werden muss. Das zusammengelegte Tubenende wird so stark erhitzt, dass der Kunststoff zu schmelzen beginnt und ineinanderfließt. Damit die Schweißnaht auch zusammenhält, wird das verschweißte Ende mit einer Zange fest zusammengepresst. Anschließend wird die Naht mit Pressluft gekühlt. Das Tubenende muss frei von Füllgutresten sein, da die Schweißnaht sonst undicht wird.

(4) Abfüllen und Verpacken von Flüssigpräparaten

Als Behältnisse für flüssige Präparate werden hauptsächlich Glas- und Kunststoffflaschen verwendet. Bei der Abfüllung unterscheidet man zwei Methoden: die Dosierfüllung und die Vakuumfüllung.

Dosierfüllung

Die Funktion eines Dosierfüllers (Kolbendosierung) ist mit einer Injektionsspritze vergleichbar. Durch Zurückziehen des Kolbens wird Flüssigkeit angesaugt, durch die Vorwärtsbewegung wird die angesaugte Lösung in die Flasche gepumpt (Abb. 76).

Diese Abfüllung hat den Vorteil, dass die Füllmenge sehr genau eingestellt werden kann (Abb. 77).

Vakuumabfüllung

Der Vakuumfüller ist ein Höhenfüller, da alle Flaschen bis zu einer bestimmten Höhe gefüllt werden. Schwankt das Volumen der Flasche, weil Flaschenboden oder -wand bei der großtechnischen Massenherstellung mehr oder weniger dick ausgefallen sind, enthalten die Flaschen unterschiedliche Füllmengen, da sie

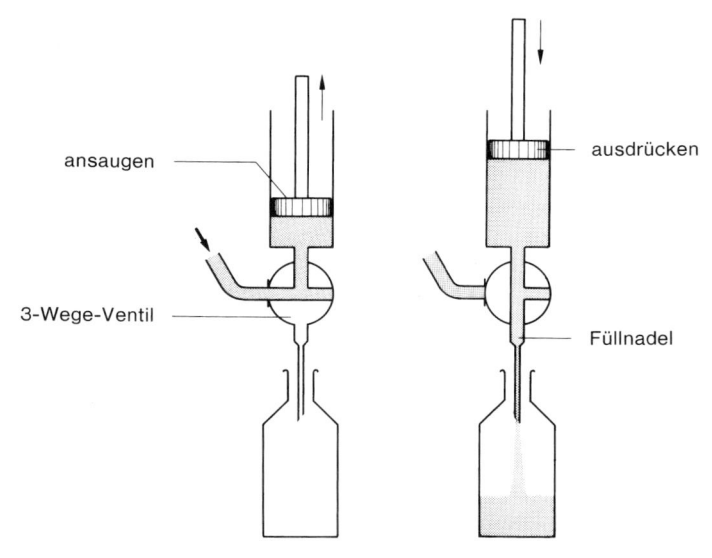

Abb. 76: Dosierfüller.

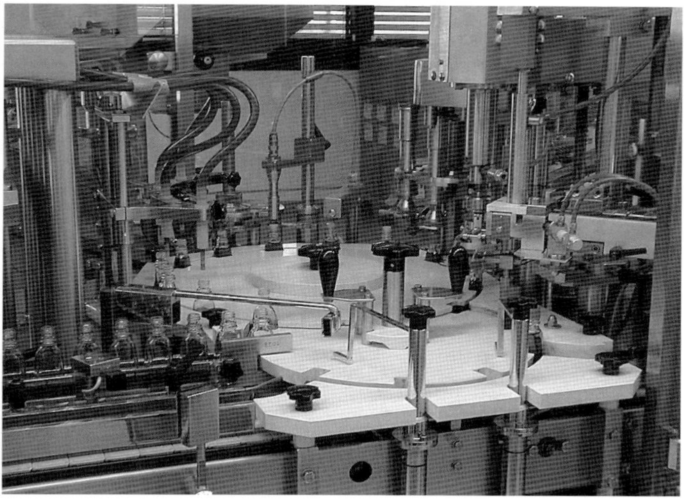

Arzneimittelverpackung | 131

Abb. 77: Abfüllmaschine für Flüssigkeiten (Teilansicht mit Dosier- und Verschließstationen).

alle bis zu einer gleichen Höhe aufgefüllt werden. Da das Eichgesetz aber eine genaue Füllung vorschreibt, wird zunehmend auf Dosierfüller übergegangen.

Reinigung

Bei den Abfüllmaschinen für Flüssigkeiten ist besonders zu beachten, dass sie gründlich gereinigt werden, denn an schwer zugänglichen Stellen können sich Keime sehr schnell vermehren. Eine sichere, aber etwas umständliche Methode besteht darin, die Maschinen weitgehend auseinanderzunehmen, die Einzelteile getrennt zu reinigen und zusätzlich zu sterilisieren.

Eine wirtschaftlichere und auch elegantere Reinigungsart ermöglicht ein automatisches, durch ein Programm gesteuertes Spülen der ganzen Maschine. Die einzelnen Arbeitsschritte, wie Spülen mit Warmwasser und Reinigungsmittel sowie anschließender Sterilisation und Trocknung, werden über ein Programm automatisch gesteuert (CIP-Reinigung, **C**leaning **I**n **P**lace bzw. SIP, **S**terilization **I**n **P**lace).

Das Verpacken von Flaschen

Den Abfüllstationen ist die Verschließmaschine angeschlossen. Zwischen dem Abfüllen und Verschließen wird bei Tropfenpräparaten auch ein Tropfer in den Flaschenhals eingedrückt. Der Tropfer lässt den Inhalt tropfenweise ausfließen und ermöglicht so eine genaue Dosierung durch den Verbraucher.

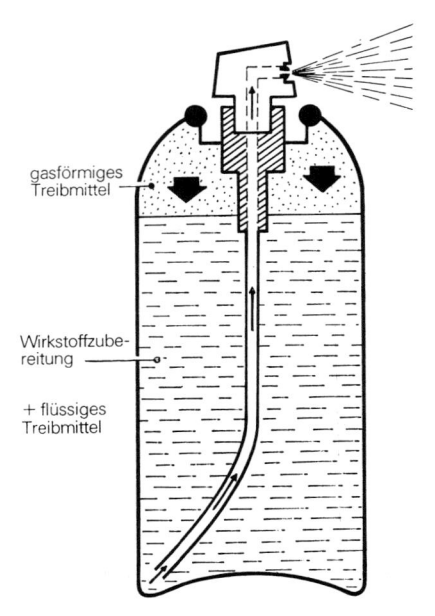

Abb. 78: Aerosoldose.

(Labels: gasförmiges Treibmittel; Wirkstoffzubereitung + flüssiges Treibmittel)

(5) Herstellen und Verpacken von Aerosolen

Im normalen Sprachgebrauch versteht man unter „Aerosol" eine Druckgaspackung, aus der sich meist flüssige, gelegentlich auch pastöse oder pulverförmige Produkte mit Hilfe eines Treibgases versprühen lassen. Der Begriff Aerosol bedeutet eigentlich etwas anderes, nämlich eine feine Verteilung von flüssigen oder festen Teilchen in der Luft. Die Partikel müssen so klein sein, dass sie in der Luft schweben: z. B. Nebel (feinste Wassertröpfchen) oder Rauch (feinste feste Teilchen). Wir wollen hier den Begriff Aerosol für eine Druckgaspackung verwenden.

Druckgasbehältnisse unterliegen genau festgelegten Sicherheitsbestimmungen (Druckgasverordnung). Diese umfassen den Prüfdruck der Dose, die Füllung, die Zusammensetzung des Sicherheitstreibmittels und die Kennzeichnung auf den Behältnissen.

Eine Druckgaspackung hat folgende Bestandteile:

- Druckfestes Behältnis: es kann aus Blech, Aluminium, Glas oder Kunststoff sein
- Ventil mit Steigrohr und Sprühkopf
- Schutzkappe

- Das zu versprühende Produkt
- Treibmittel

Neben dem Wirkstoff ist das Treibmittel der wesentliche Bestandteil der Füllung. Es soll ungiftig, unbrennbar, nicht reizend, umweltfreundlich und geruchlos sein. Durch Druck auf den Sprühkopf öffnet sich das Ventil, das Gemisch aus Wirkstoff und Treibgas wird mit Druck durch das Steigrohr herausgepresst und durch den Sprühkopf versprüht (Abb. 78).

Abfüllen

Beim Abfüllen unterscheidet man zwei verschiedene Methoden:

- Kaltabfüllung
- Druckabfüllung

Kaltabfüllung: Hier werden Wirkstoffsuspension und Treibgas getrennt bis weit unter 0 °C abgekühlt. Bei diesen niedrigen Temperaturen ist das Treibgas eine Flüssigkeit, die in das offene Druckbehältnis gefüllt werden kann. Anschließend wird das Behältnis mit dem Ventil geschlossen.

Druckabfüllung: Die Wirkstoffzubereitung wird ohne Treibmittel bei Raumtemperatur eingefüllt und die Dose mit dem Ventil dicht verschlossen. Dann wird unter Überdruck das Treibmittel durch das Ventil in die Dose gegeben.

Nach der Füllung werden die Aerosolbehältnisse in einem Wasserbad von ca. 50 °C auf Dichtigkeit geprüft. Durch die Erwärmung erhöht sich der Druck im Behältnis, undichte Stellen können durch das Auftreten von Gasblasen unter Wasser erkannt werden. Nach der Gewichtskontrolle wird noch die einwandfreie Funktion des Ventils durch Ansprühen überprüft und eine Kappe aufgesetzt.

Neben den Treibgas-Aerosolen werden auch vermehrt sogenannte *Pumpsprays* hergestellt. Diese Aerosolvariante enthält keine Treibmittel mehr. Die Wirkstoffe liegen hier in einer wässrigen oder alkoholischen Lösung oder in einem Gemisch der beiden vor. Über einen Pumpmechanismus wird im Inneren der Aerosoldose Druck erzeugt, der die Wirkstofflösung über eine Zerstäuberdüse vernebelt. Nicht alle Pumpsysteme erzielen so feine Tröpfchen, dass diese auch in die feinen Verästelungen der Lungengänge eindringen können. Solche Sprays können dann nur zur Behandlung des Mund- und Rachenraumes, nicht der Lunge eingesetzt werden.

(6) Verpacken von Ampullen

Die Ampulle besteht aus dünnwandigem Glas und ist leicht zerbrechlich. Die Verpackung muss daher den Ampullen guten Schutz gegen Stoß und Druck auf dem Transport bieten.

Man unterscheidet in der Hauptsache drei Verpackungsarten (Abb. 79):

- ○ Verpackung in Wellenteile aus Karton
- ○ Verpackung in Tiefziehteile aus Kunststofffolie
- ○ Verpackung in Spezialfaltschachteln mit Einsatz oder Halterungseinrichtungen

In die Wellenteile, z. B. aus Karton, werden die etikettierten oder bedruckten Ampullen von Hand oder maschinell eingelegt. Sofern es sich nicht um Brech- oder OPC-Ampullen handelt, wird zusätzlich eine Ampullenfeile beigelegt.

Wie überall auf dem Verpackungsgebiet hat auch hier die Tiefziehverpackung größere Bedeutung erlangt.

Tiefziehteil (Kunststoff)

Rondo-Wellenteil (Karton)

Eingelegte Ampulle

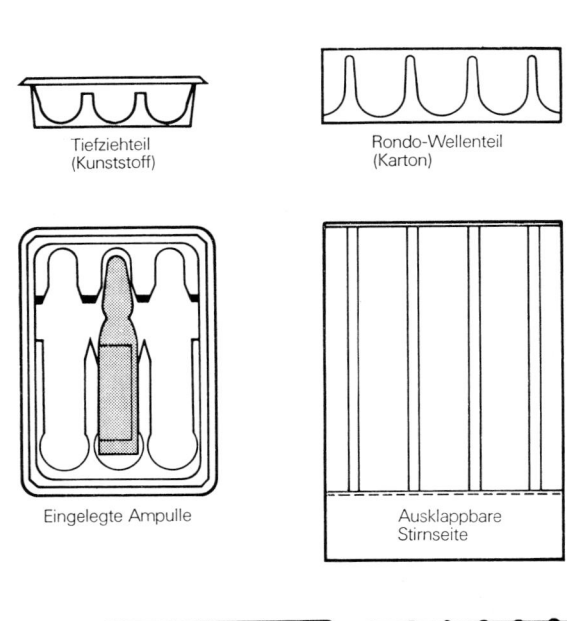

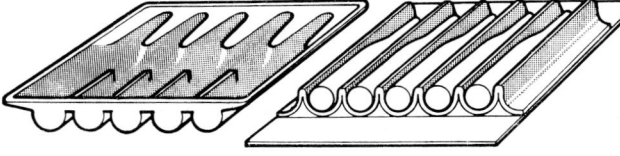

Ausklappbare Stirnseite

Abb. 79: Verpackungsarten für Ampullen.

Arzneimittelverpackung | 135

Eine Kunststofffolie wird mit Wärme weich und geschmeidig gemacht und unter Druck zu Tiefziehteilen geformt. In diese können die Ampullen und eine Feile mechanisch eingelegt werden. Um einen Originalitätsverschluss zu erzielen, ist zusätzlich die Aufsiegelung einer Aluminiumfolie möglich. Die Weiterverpackung erfolgt auf einer Kartoniermaschine.

Kontrollfragen

1. Nennen Sie die wichtigsten Verpackungsmaschinen!
2. Nennen Sie Verpackungsarten für Tabletten, Dragees und Kapseln!
3. Wie wird eine Durchdrückpackung hergestellt?
4. Welche Vorteile bietet die Durchdrückpackung?
5. Nennen Sie Tubenarten als Packmittel für Salben, Cremes und Pasten!
6. Wie werden Kunststofftuben verschlossen?
7. Welche beiden Methoden verwendet man zur Abfüllung von Flüssigkeiten?
8. Welche Vorkehrungen trifft man zur Vermeidung der Verkeimung einer Anlage zur Abfüllung von Flüssigkeit?
9. Welchen Nachteil hat die Vakuumabfüllung?
10. Aus welchen fünf Bestandteilen besteht eine Aerosolpackung?
11. Warum werden Aerosoldosen im Wasserbad geprüft?
12. Nennen Sie drei Verpackungsarten für Ampullen!

# IV. GMP-Schulung

Die Abkürzung „GMP" kommt, wie schon auf Seite 14 erklärt, aus dem Englischen und bedeutet, etwas frei übersetzt, „**G**ute **M**anieren beim **P**roduzieren".

Was versteht man darunter?

Allgemein kann man sagen, GMP enthält alle Maßnahmen, die ein pharmazeutischer Betrieb zur Sicherung der Qualität bzw. zur Vermeidung von Fehlern treffen muss.

GMP ist deswegen nichts Theoretisches, sondern etwas, das ganz praxisnah auf jeden einzelnen Betrieb zugeschnitten sein muss. Die folgenden Kapitel enthalten daher viele Fragen, die immer wieder auf diese betriebliche Praxis zurückführen sollen: Was ist GMP bei *uns*?

1. Ordnung und Sauberkeit

Die gefährlichsten Fehler, die in einem pharmazeutischen Betrieb vorkommen können, sind:
- ○ Verwechslung
- ○ Untermischung
- ○ Verunreinigung

Worin besteht der Unterschied zwischen Verwechslung und Untermischung?

- ○ Durch Verwechslung bei der Einwaage gelangt ein falsches Material zum Einsatz.
- ○ Bei einer Untermischung sind nur eine geringe Menge oder nur wenige Einheiten (z. B. Tabletten) in der Menge des im übrigen richtigen Gutes. Untermischungen sind deswegen besonders tückisch, weil sie so schwer zu entdecken sind (Abb. 80).

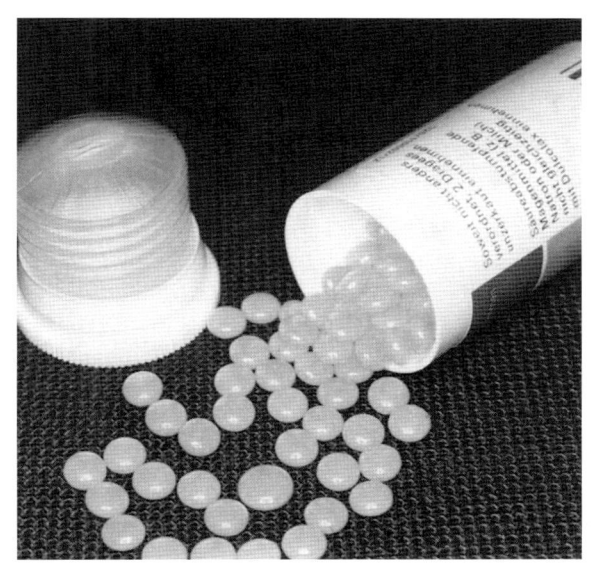

Abb. 80: Untermischungen sind gefährlich.

Warum ist Ordnung so wichtig?

- ○ Wer keine Ordnung hält, findet nichts wieder.
- ○ Wer keine Ordnung hält, erwischt schon mal das Falsche!

Deshalb müssen wir uns über die folgenden wichtigen Fragen Gedanken machen:

Wie werden Materialien in unserem Betrieb aufbewahrt?

- ○ Alles hat seinen Platz! Maschinenteile liegen nicht neben Substanzen, weil sie verstauben, Werkzeuge nicht auf Maschinen, weil sie ins Produkt fallen können. Auch Substanzen sollen sich in der Regel nicht in Produktionsräumen befinden, wenn sie nicht gerade gebraucht werden.
- ○ Niemals zwei oder mehr verschiedene Materialien auf einer Palette aufbewahren: Die Verwechslungsgefahr ist ungeheuer groß (Abb. 81, S. 138). Einzige Ausnahme: Abgewogene Substanzen oder vorbereitete Packmittel, die schon für eine Charge zusammengestellt sind.
- ○ Verschiedene Chargen des gleichen Produkts sind sorgfältig getrennt zu halten.
- ○ Waren, die von der Qualitätskontrolle noch nicht untersucht oder von ihr als ungeeignet bezeichnet

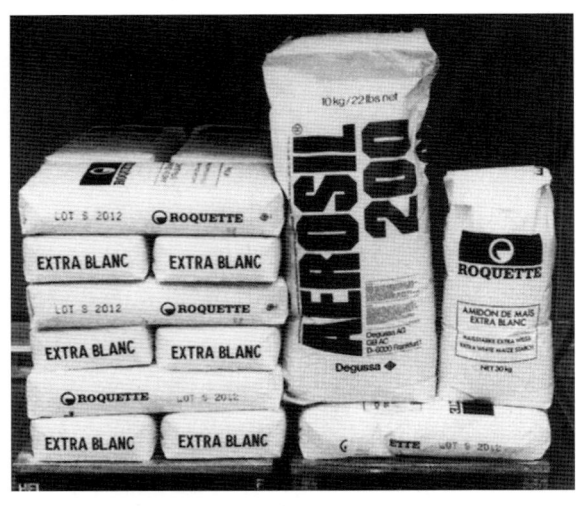

Abb. 81: Verschiedene Materialien gehören nicht auf eine Palette.

worden sind, sind so aufzubewahren, dass sie nicht versehentlich zur Verarbeitung oder Auslieferung gelangen.
- Abfall gehört nicht in die Nähe von verwendungsfähigem Material.
- Geräte und Gebinde werden unmittelbar nach Gebrauch wieder aufgeräumt.

Besonders wichtig ist eine eindeutige Kennzeichnung *aller* Materialien. Auch Wasserflaschen oder Putzmittel müssen unbedingt eindeutig, lesbar und dauerhaft beschriftet sein! Ein Mini-Etikett mit kaum lesbarer Kugelschreiberschrift reicht nicht.

Wie werden Materialien gekennzeichnet?

Bei pharmazeutisch verwendeten Materialien gehören mindestens folgende Informationen auf jedes Gebinde:
- Materialbezeichnung
- Darreichungsform
- Charge
- Analytischer Zustand (frei – gesperrt)
- Haltbarkeit

In vielen Betrieben sind noch ergänzende Angaben üblich wie z. B.:
- Artikelnummer
- Menge

○ Verwendungszweck
○ Land
○ Andere Hinweise

Was geschieht mit Etiketten auf leeren Gebinden?

Etiketten auf leeren Gebinden werden entfernt oder entwertet (z. B. durchgestrichen). Dies gilt ganz besonders dann, wenn etwa Substanztrommeln als Behälter für andere Materialien oder sogar Abfälle benutzt werden.

Darf man Etiketten verändern?

Unrichtige Informationen auf Etiketten muss man selbstverständlich korrigieren. Jede Korrektur ist aber mit Namen und Datum abzuzeichnen.

Wie bewahrt man Etiketten auf?

Betrieblich verwendete Etiketten werden unter Verschluss und streng voneinander getrennt aufbewahrt. Zur Verwendung darf immer nur der zu erwartende Bedarf ausgegeben werden. Nie dürfen Etiketten lose herumliegen. Besonders gefährlich sind Vorräte unterschiedlicher Etiketten in Schubladen einzelner Mitarbeiter: Es ist dann nur eine Frage der Zeit, bis es zur ersten Verwechslung kommt (Abb. 82).

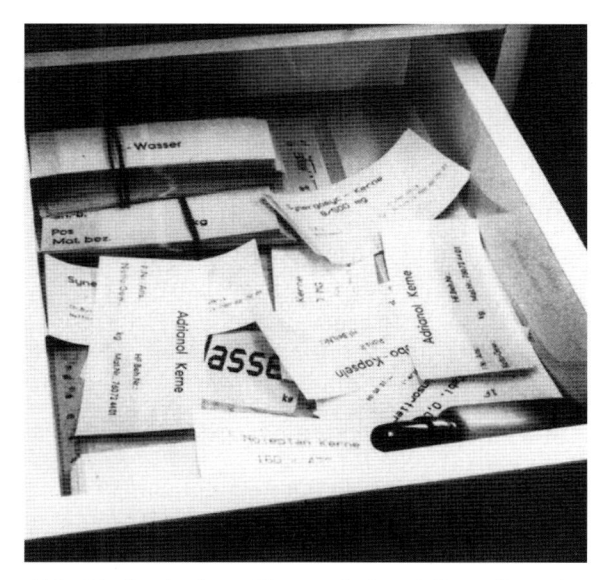

Abb. 82: So dürfen Etiketten keinesfalls aufbewahrt werden.

Warum ist Sauberkeit so wichtig?

Sauberkeit ist wesentlicher Teil der Ordnung, und sie muss zu jeder Zeit aufrechterhalten werden, denn nur so können Verunreinigungen von Materialien, Produkten und Geräten vermieden werden. Dabei ist jeder einzelne für seinen Arbeitsbereich verantwortlich und beseitigt entstandenen Schmutz, d. h. in der Regel Produktreste, so schnell es im Arbeitsgang möglich ist. Es ist nicht gut, mit einer Reinigung lange zu warten. Also möglichst umgehend gründlich reinigen. Sauberkeit ist in einigen Bereichen auch Unfallsicherheit: Verschüttete Salbenmassen sind mit erheblicher Rutschgefahr verbunden.

Wie wird gereinigt?

Das ist von Fall zu Fall sehr unterschiedlich. Wichtig ist, dass beim Reinigen nicht zusätzlich Staub aufgewirbelt wird. Deswegen werden feste Substanzen meist mit Staubsaugern entfernt, feucht aufgenommen oder weggespült.

Das genaue Vorgehen beim Reinigen ist für jede Maschine, jeden Raum in Reinigungsanweisungen festgelegt. In ihnen werden auch die Bereiche ausgewiesen, deren Säuberung besonders wichtig oder besonders schwierig ist.

2. Hygiene

Was ist Hygiene?

Hygiene ist allgemein die Lehre von der Gesundheit, im besonderen aber versteht man darunter die Abwehr von Krankheitserregern.

Ursache vieler Krankheiten sind Keime wie Bakterien, Viren oder Pilze. Solche Keime (auch Mikroben oder Mikroorganismen genannt) sind normalerweise nicht sichtbar, da sie nur etwa 1 µm groß sind. Sie sind aber weit verbreitet und nahezu überall vorhanden, so z. B. in der Luft, im Wasser und in der Erde. Sie befinden sich auf der Haut, im Haar, auf der Kleidung des Menschen und haben die Eigenschaft, sich sehr schnell zu vermehren. Schon in weniger als einem Tag kann aus einem einzelnen Keim eine Kolonie von unzähligen Mikroorganismen werden.

Wo muss man besonders mit Keimen rechnen?

Auf unserer Haut halten sich Millionen von Bakterien auf. Fassen wir Arzneimittel mit der Hand an, gelangen viele Keime in das Produkt. Keime entwickeln sich besonders gut bei Feuchtigkeit und Wärme, wie z. B. in feuchten Produktionsbereichen (Flüssigkeitsherstellung, Spülräume). In solchen Räumen muss man daher noch mehr als in anderen auf Sauberkeit und Hygiene achten.

Wovon leben Keime?

Keime leben von allem, was sich biologisch abbauen lässt. Für uns bedeutet das, dass wir jede Verunreinigung aus unseren Produktionsbereichen fernhalten müssen. Nicht nur Schmutz, sondern auch pharmazeutische Produkte dienen Keimen als Nahrungsquelle, vor allem, wenn sie Wasser enthalten. Selbst in reinem Wasser können Keime sich rasch vermehren.

Was geschieht, wenn Keime in pharmazeutische Produkte gelangen?

Handelt es sich bei den Keimen um Krankheitserreger, können die Patienten infiziert werden und erkranken. Aber auch wenn es keine Krankheitserreger sind, können die Keime Schaden anrichten, indem sie das Produkt zersetzen. Zum Beispiel können wasserhaltige Produkte ähnlich wie Fruchtsäfte in Gärung geraten.

Natürlich sind nicht alle Mikroorganismen gefährlich oder schädlich. Aber da man zwischen gefährlichen und ungefährlichen Mikroorganismen nicht trennen kann, muss durch konsequente Hygienemaßnahmen verhindert werden, dass Keime in die Produkte gelangen.

Wie kann man dem vorbeugen?

Zwei Gruppen von Maßnahmen sind wichtig:
- ○ Personalhygiene und
- ○ Betriebshygiene

Was verstehen wir unter Personalhygiene?

Die persönliche Sauberkeit ist Voraussetzung für die Personalhygiene. Händewaschen nach Toilettenbesuch ist selbstverständlich. Unsere Hände müssen gewaschen, gepflegt und frei von offenen Verletzungen sein.

Nie dürfen offene Arzneimittel mit ungeschützten Händen berührt werden (Abb. 83, S. 142). Ist ein Eingreifen mit der Hand einmal unvermeidlich, werden Handschuhe getragen.

Am Arbeitsplatz darf nicht gegessen, getrunken oder geraucht werden. In der Nähe unverpackter Produkte sollte man nicht husten oder niesen.

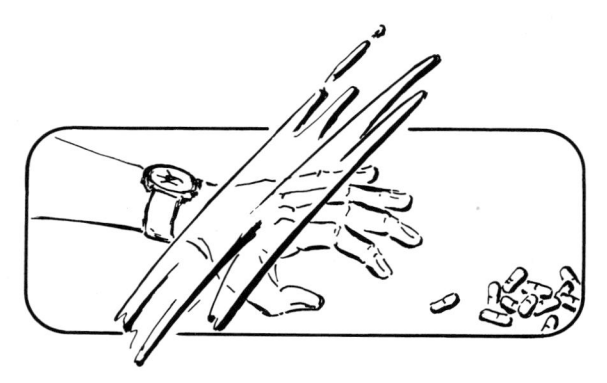

Abb. 83: Offene Arzneimittel nie mit bloßen Händen berühren.

In der aseptischen Herstellung darf man sogar nur langsam gehen und muss das Sprechen einschränken.
In vielen Fällen werden spezielle Schutz- bzw. Mundmasken getragen, die häufig gewechselt werden müssen. Die Verwendung von Einmaltaschentüchern ist zweckmäßig.

Was verstehen wir unter Betriebshygiene?

Drei Maßnahmen, die sich in der Stärke ihrer Wirksamkeit unterscheiden, setzen wir zur Erreichung hygienischer Zustände im Betrieb ein:

1. Reinigung

Sauberkeit ist die Voraussetzung jeder Hygiene, denn wir nehmen dadurch den Mikroorganismen ihre Nahrungsquellen. An eine Reinigung sollte sich immer eine Trocknung anschließen: Nässe fördert Keimvermehrung.

2. Desinfektion

Wollen wir sichergehen, dass ein Gerät, eine Arbeitsfläche oder ein Raum nur wenig Keime aufweist, dann desinfizieren wir mit chemischen Mitteln wie Alkohol oder handelsüblichen Desinfektionsmitteln. Diese Mittel brauchen eine gewisse Zeit, um die Keime abzutöten. Wartet man diese Zeit nicht ab, kann man nicht mit einer ausreichenden Wirkung rechnen. Besonders widerstandsfähige Mikroorganismen können sich auch in Desinfektionslösungen vermehren, sie sind dann dagegen resistent. Daher müssen die Behälter für solche Lösungen regelmäßig gereinigt und die Desinfektionsmittel von Zeit zu Zeit gewechselt werden.

3. Sterilisation

Sterilisierte Materialien und Geräte sind nicht nur keimarm, sondern völlig keimfrei. Sterilität wird von den Arzneibüchern für injizierbare Arzneimittel und Augenpräparate gefordert. Auch bei anderen Produkten kann es zweckmäßig sein, für bestimmte Herstellschritte eine Sterilisation vorzusehen.

Die wichtigsten Sterilisationsverfahren sind:
- ○ Dampfsterilisation
- ○ Sterilisation durch trockene Hitze

Wo sind im Betrieb kritische Bereiche?

Überall, wo es feucht ist, finden Keime gute Wachstumsbedingungen vor.

Deswegen muss besonders auf Geräte wie Pumpen, Ventile, Kolben, Rohre und Dosiereinrichtungen geachtet werden.

Es darf nicht vorkommen, dass Feuchtigkeitsspuren vom Reinigen zurückbleiben. Die Geräte müssen absolut trocken sein.

3. Maschinenreinigung

Wie sauber muss eine Maschine sein?

„Ganz sauber" möchte man sagen, aber was ist „ganz sauber"? Es gibt zum Beispiel immer Maschinenteile, die man nur schwer reinigen kann, die vielleicht auch nicht gereinigt werden müssen (Motoren, Getriebe). Anders dagegen die Maschinenteile, die mit dem Produkt in Berührung kommen: Hier kommt es wirklich auf Sauberkeit an! Und sauber bedeutet, dass keine Rückstände mehr vorhanden sind. Dabei ist es nicht schwer, dort zu reinigen, wo die Teile leicht zugänglich sind und man Verunreinigungen feststellen kann. Schwierig aber ist es an Stellen, die verborgen sind und sich nur schwer prüfen lassen.

Wo sind diese kritischen Bereiche unserer Maschinen?

Die kritischen Bereiche der Maschinen und Einrichtungen hängen stark von der Art der Maschine und den darauf verarbeiteten Produkten ab. Deswegen sollen hier nur einzelne Beispiele angeführt werden; weitere Hinweise enthalten die speziellen Abschnitte dieses Kapitels.

Rohrleitungen, in denen Produkte gefördert werden, sind immer kritisch zu betrachten. Besonders an Flanschen,

Dichtungen und Ventilen sammeln sich leicht Reste vom Vorprodukt. Auch Schweißstellen sind oft kritisch, da an ihnen Poren oder kleine Hohlräume entstehen können, die Produktreste festhalten.

Leitungen sind vor Beginn einer Produktion unbedingt darauf zu prüfen, ob sie frei von Spülflüssigkeit sind.

Ventile, Pumpen und *Dosiereinrichtungen* sollten bei der Reinigung zerlegt werden. Hier muss man besonders auf die Bereiche unter eingepassten Gummidichtungen achten.

Rührwerke sind vor allem an den Wellen sorgfältig zu reinigen.

Feuchtereste, die nach dem Reinigen verbleiben, sind immer ein Problem, da sich an solchen Stellen oft sehr rasch erhebliche Keimansammlungen bilden. Kessel, die man durch Ausdampfen sterilisiert zu haben glaubt, können bei ungenügender Trocknung durch das Wasser, das sich im Bodenventil ansammelt, zu regelrechten Brutstätten werden.

Zu- und *Abluftkanäle* können Sammelstellen für Produktreste sein. In Abluftkanälen kann sich mitgeführter Staub sammeln und beim Abschalten zurückfallen. Aber auch produktnahe Zulufteinrichtungen sind problematisch. Zuluftrohre, die in das Produkt hineinragen (Dragierung, Pelletierung), können zu Untermischungen beitragen.

Tablettenpressen: Wenn mit dem gleichen Stempelwerkzeug unterschiedliche Produkte hergestellt werden, ist bei Produktwechsel auf vollständiges Entfernen aller Presslinge zu achten. Das gilt insbesondere für die Zwischenreinigung von Pressen mit Plazebo-Granulat bei schlechtlaufenden Granulaten.

Verpackungsmaschinen müssen nicht nur von allen Produktresten gesäubert, sondern es müssen auch alle Packmittel vollständig entfernt werden. Wegen ihrer meist komplexen Konstruktion müssen sie bei Produktwechsel besonders sorgfältig auf Sauberkeit geprüft werden.

Wie werden Maschinen und Geräte gereinigt?

Das Vorgehen bei der Reinigung und die zu verwendenden Reinigungsmittel sind in Arbeitsanweisungen festgelegt. In der Regel wird mechanisch von Hand, d. h. durch Scheuern, Abspritzen oder Wischen gereinigt. Fässer und ähnliche Behältnisse werden oft über Waschvorrichtungen gesäubert, große Kessel oder andere Hohlkörper mit Sprühköpfen ausgespritzt. Dem Wasser wird meist ein Reinigungsmittel zugesetzt. Wenn es geht, wird warm oder heiß gereinigt.

Lfd. Nr.:	Beginn Datum, Uhrzeit Bearbeiter	Präparatebezeichnung / durchgeführte Tätigkeiten / abzuleitende Maßnahmen / Bemerkungen:	Ch.-B.:	Ende Datum, Uhrzeit Bearbeiter
451/1	16.06.08 13:10 Ha	Metalyse 50mg 10ml (TPS) FR	805670	16.06.08 14:20 Ha
451/2	17.06.08 13:30 Ha	Maschine sauber/Abnahme	—	17.06.08 13:45 Ha
451/3	17.06.08 15:00 Ha	Metalyse 50mg 10ml (TPS) EE/LU/LT	805907	17.06.08 15:50 wi
451/4	17.06.08 15:30 L-C Sa	Anbau einer Zentrierhilfe für Kolben-stangen eindrehen AA7003	—	17.06.08 16:15 L-C Sa
451/5	18.06.08 7:00 Sa	Funktionskontrolle für AA7003 durchgeführt	—	18.06.08 7:20 Sa L-C
451/6	18.06.08 7:30 Ha	Maschine sauber / Abnahme	—	18.06.08 8:00 Ha
451/7	18.06.08 8:40 Ha	Metalyse 50mg 10ml (TPS) C2/SK	805908	18.06.08 12:05 Ha
451/8	18.06.08 13:00 Ha	Maschine sauber/Abnahme	—	18.06.08 13:25 Ha
451/9	18.06.08 14:00 Ha	Metalyse 50mg 10ml (TPS) BR	806058	18.06.08 14:45 Ha
451/10	18.06.08 6:00 Ha	Maschine sauber / Abnahme	—	19.06.08 6:15 Ha

Logbuchseite kontrolliert:
Datum/Unterschrift: 02.07.08

Abb. 84: Logbuch zum Dokumentieren der Maschinennutzung einschließlich Reinigung und Wartung.

Oft schließt sich an die eigentliche Reinigung eine Sterilisation oder ein einfaches Ausdampfen an. Dies ist besonders wichtig bei der Herstellung von flüssigen und halbfesten Zubereitungen.

CIP-Reinigung: Die Abkürzung „CIP" kommt aus dem Englischen (**C**leaning **i**n **P**lace) und bedeutet „Reinigung am Ort".

Maschinen, die für eine CIP-Reinigung entworfen sind, brauchen beim Säubern nicht zerlegt zu werden. Nach einem vorgegebenen Reinigungsschema sorgt eine Programmsteuerung dafür, dass die Maschine eine bestimmte Reinigungsfolge durchfährt, in der alle wesentlichen Teile automatisch mit Reinigungsflüssigkeiten gesäubert werden. Der meist anschließend durch die Anlage geleitete Heißdampf bewirkt eine Sterilisation.

Reinigungen sind wichtige Arbeitsschritte. Sie werden in einem Logbuch dokumentiert (Abb. 84).

Woher weiß man, ob eine Maschine schon für einen neuen Einsatz gereinigt wurde?

Maschinen wie auch alle Behälter von Materialien müssen immer so gut gekennzeichnet sein, dass jeder sofort ihren Reinigungs- oder Belegungszustand erkennen kann (Abb. 85, S. 146).

Es reicht nicht, wenn der Mitarbeiter, der die Maschine bedient, genau Bescheid weiß: Es könnte gesche-

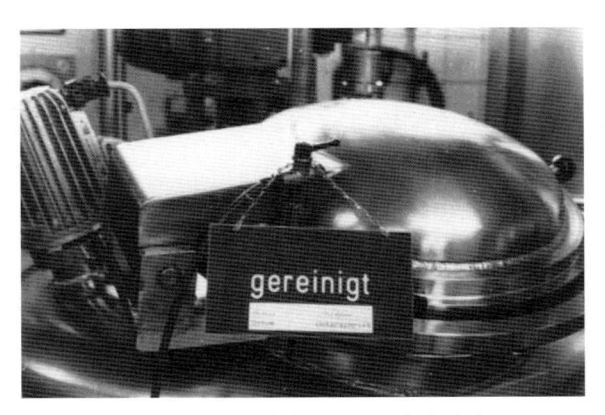

Abb. 85: Gerätekennzeichnung nach Reinigung.

hen, dass z. B. wegen Krankheit ein anderer seine Arbeit fortführen muss! Deswegen ist folgende Kennzeichnung erforderlich:

- Eine belegte Maschine trägt ein Schild mit der genauen Bezeichnung von Produkt und Charge. Vielfach wird auch noch die Materialnummer gefordert.
- Ist die Fertigung des Produkts beendet, bleibt das Schild entweder bis zur Reinigung an der Maschine oder es wird ersetzt durch „Muss gereinigt werden".
- Nach der Reinigung erhält die Maschine die Kennzeichnung „Gereinigt am …". Oft wird auch die Angabe „Nachzureinigen ab …" gefordert, da bei längerer Standzeit mit Verstaubungen gerechnet werden muss.
- Werden Maschinen, Geräte oder Teile sterilisiert, so erhalten sie die Beschriftung „Sterilisiert am …". Das gilt nicht für Maschinen, die stets unmittelbar vor ihrem Einsatz sterilisiert werden. In diesem Fall ist eine solche Kennzeichnung nicht erforderlich, weil der entsprechende Schritt zwingend von der Herstellungsanweisung gefordert und im Herstellungsprotokoll (Herstellungsbericht) dokumentiert wird.

Kennzeichnungen müssen eindeutig und gut lesbar sein.

Wann sind wir sicher, dass eine Maschine gut gereinigt ist?

Jede Maschine wird vor ihrem Einsatz noch einmal eingehend auf Sauberkeit geprüft (Maschinenabnahme). Bei dieser Prüfung muss besonders auf die kritischen Stellen geachtet werden. Die Art der Prüfung wird häufig durch Checklisten vorgegeben, in denen die zu prüfenden Stellen genau festgelegt sind. Solche Prüfungen müssen sehr sorgfältig durchgeführt und dokumentiert werden; sie werden meist, weil sie so wichtig sind, von einer zweiten Person gegenkontrolliert.

4. Anweisungen und Protokolle

Woher wissen wir, wie ein Arzneimittel herzustellen ist?

Alle dafür nötigen Angaben von der Einwaage bis zur Ausbeuterechnung stehen in der Herstellungsanweisung, auch Herstellungsvorschrift genannt. Mengen, Temperaturen, Mischzeiten, Umdrehungsgeschwindigkeiten und andere Werte werden hier vorgegeben. Außer dem eigentlichen Prozess werden auch Kontrollen und Prüfungen während der Fertigung angegeben.

Wichtiger Hinweis: In vielen Betrieben ist die Herstellungsanweisung mit dem Herstellungsprotokoll (Herstellungsbericht) gekoppelt. Dann enthält dieses zusammengefasste Dokument sowohl die Soll-Vorgaben als auch Platz für die Eintragung der tatsächlich angefallenen Ist-Werte. Im folgenden wird der Begriff Herstellungsanweisung verwendet, auch wenn in der betrieblichen Praxis oft mit einer Kombination aus Herstellungsanweisung und Herstellungsprotokoll gearbeitet wird.

Was gibt die Herstellungsanweisung im einzelnen vor?

Die Herstellungsanweisung muss für jedes Arzneimittel mindestens Angaben enthalten über:

- Art, Menge und Qualität aller Ausgangsstoffe
- Verfahren zur ordnungsgemäßen Herstellung
- Geräte
- Inprozesskontrollen samt den dafür geltenden Grenzwerten
- Art und Umfang der Musternahme

Woher stammen die Werte der Herstellungsanweisung?

Produktzusammensetzung und Verfahren werden in der pharmazeutischen Entwicklung ausgearbeitet und überprüft. Es werden die Grenzbedingungen erarbeitet, unter denen noch ein einwandfreies Produkt entsteht. Jede Abweichung vom vorgegebenen Verfahren und von den vorgegebenen Parametern ist daher mit der Gefahr verbunden, dass die Qualität des Produktes nicht eingehalten werden kann.

Darüber hinaus sind Zusammensetzungen und Verfahren auch bei den Behörden zur Registrierung und Zulassung eingereicht. Auch deswegen darf von ihnen nicht abgewichen werden.

Woher wissen wir, wie ein Arzneimittel verpackt werden soll?

Auch dieses ist in der Herstellungsanweisung enthalten. Von den Vorgaben sind besonders wichtig:

○ Das zu verpackende Produkt
○ Alle verwendeten Packmittel
○ Materialnummern der verwendeten Packmittel
○ Maschinenbezogene Kontrollen (Abnahme)
○ Ausbeuteberechnung
○ Besonderheiten wie Klima-, Keimanfälligkeit usw.

Auf die besondere Wichtigkeit der Materialnummer und der Maschinenabnahme, gerade in der Verpackung, wird im Kapitel 6 dieses Abschnitts (S. 153) noch näher eingegangen.

Wie führen wir das Herstellungsprotokoll?

Das Herstellungsprotokoll muss ein exaktes Abbild des Herstellungsprozesses sein. Genauigkeit in den Eintragungen ist deswegen eine unverzichtbare Voraussetzung.

Was heißt „Genauigkeit?"

○ Eintragungen müssen der Wirklichkeit entsprechen.
○ Nie darf etwa der vorgegebene Soll-Wert als Ablesewert eingetragen werden.
○ Wenn z. B. als Rührzeit 25 bis 30 Minuten angegeben sind, dann darf nicht einfach „30 Minuten" eingetragen werden, weil man das schon immer so gemacht hat! Wurde 29 Minuten gerührt, so gehört dieser Wert in das Herstellungsprotokoll (den Herstellungsbericht) und kein anderer.
○ Eintragungen müssen in dem Augenblick gemacht werden, in dem ein Wert abgelesen wird. Vor- oder Nachträge („Hausnummern") können als Urkundenfälschung ausgelegt werden.

Wichtig ist es, nicht nur einfach die Ist-Werte einzutragen, sondern sie auch mit den Soll-Vorgaben zu vergleichen. Werden Abweichungen beobachtet, sind in der Regel die Vorgesetzten zu benachrichtigen.

GMP-Schulung | 149

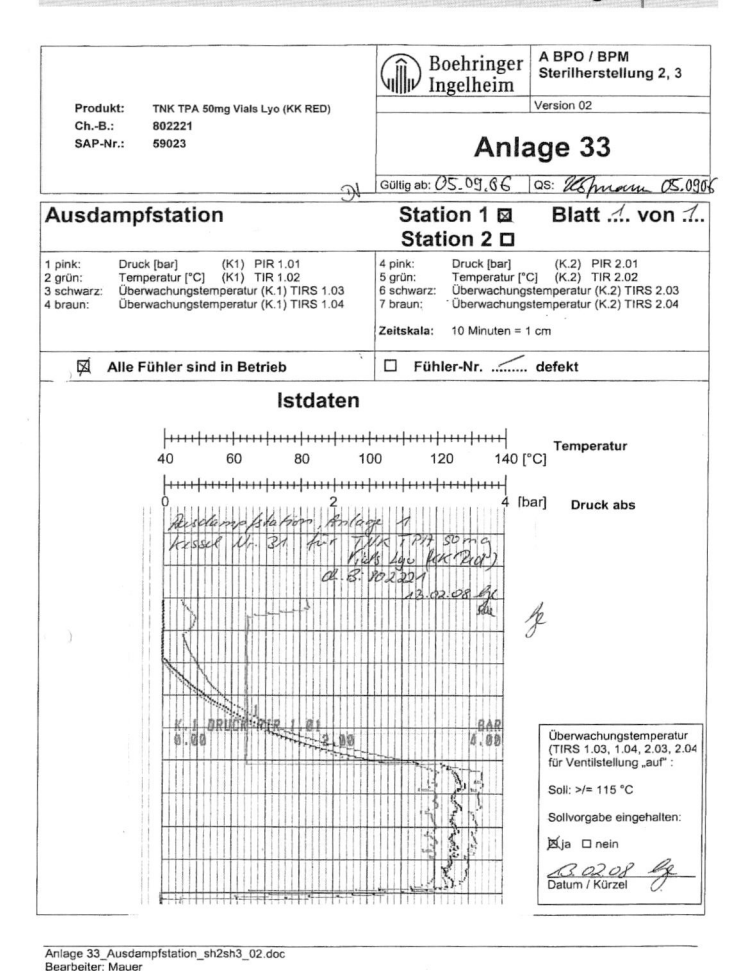

Produkt:	TNK TPA 50mg Vials Lyo (KK RED)	Boehringer Ingelheim — A BPO / BPM Sterilherstellung 2, 3
Ch.-B.:	802221	Version 02
SAP-Nr.:	59023	**Anlage 33**

Gültig ab: 05.09.06   QS: [Unterschrift] 05.09.06

Ausdampfstation

Station 1 ☒
Station 2 ☐

Blatt 1 von 1

1 pink:	Druck [bar]	(K1)	PIR 1.01	4 pink:	Druck [bar]	(K.2)	PIR 2.01
2 grün:	Temperatur [°C]	(K1)	TIR 1.02	5 grün:	Temperatur [°C]	(K.2)	TIR 2.02
3 schwarz:	Überwachungstemperatur (K.1) TIRS 1.03			6 schwarz:	Überwachungstemperatur (K.2) TIRS 2.03		
4 braun:	Überwachungstemperatur (K.1) TIRS 1.04			7 braun:	Überwachungstemperatur (K.2) TIRS 2.04		
				Zeitskala:	10 Minuten = 1 cm		

☒ Alle Fühler sind in Betrieb   ☐ Fühler-Nr. .... defekt

Istdaten

Temperatur [°C]: 40 60 80 100 120 140
Druck abs [bar]: 0 2 4

[handschriftliche Notizen: Ausdampfstation, Anlage 1, Kessel Nr. 31 für TNK TPA 50mg Vials Lyo (KK Red), Ch.B.: 802221, 13.02.08]

Überwachungstemperatur
(TIRS 1.03, 1.04, 2.03, 2.04
für Ventilstellung „auf":

Soll: >/= 115 °C

Sollvorgabe eingehalten:

☒ ja ☐ nein

13.02.08
Datum / Kürzel

Anlage 33_Ausdampfstation_sh2sh3_02.doc
Bearbeiter: Mauer

Abb. 86: Korrekt beschrifteter Schreiberstreifen.

An vielen Stellen des Herstellungsprotokolls werden *Unterschriften* verlangt, damit klar zu ersehen ist, wer jeden einzelnen Schritt durchgeführt hat. Sie sind im zeitlichen Bezug zu dem zu bestätigenden Vorgang zu leisten. Auch die Kontrollunterschrift bei sogenannten „Doppelkontrollen" (z. B. bei der Einwaage) muss zeitnah erfolgen, weil der Prüfende in diesen Fällen anwesend sein muss. Anders ist es bei der Unterschrift des Leiters der Herstellung, denn diese umfasst nur die Überprüfung des Herstellungsprotokolls (Herstellungsberichts), nicht die eines zeitlichen Vorgangs.

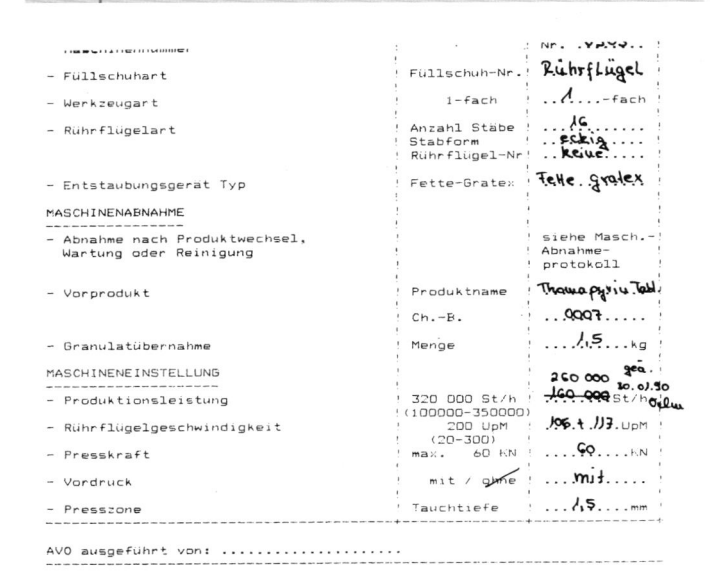

		Nr. .V.?.?..
– Füllschuhart	Füllschuh-Nr.	Rührflügel
– Werkzeugart	1-fach	..1...-fach
– Rührflügelart	Anzahl Stäbe	..16......
	Stabform	..eckig....
	Rührflügel-Nr	..keine.....
– Entstaubungsgerät Typ	Fette-Gratex	Fette.gratex
MASCHINENABNAHME		
– Abnahme nach Produktwechsel, Wartung oder Reinigung		siehe Masch.-Abnahme-protokoll
– Vorprodukt	Produktname	Thomapyrin Tabl.
	Ch.-B.	..0007......
– Granulatübernahme	Menge	...1,5...kg
MASCHINENEINSTELLUNG		260 000 ~~gea~~.
– Produktionsleistung	320 000 St/h (100000-350000)	~~160 000~~ 10.01.90 St/h ölu.
– Rührflügelgeschwindigkeit	200 UpM (20-300)	106.t.113.UpM
– Presskraft	max. 60 kN	....60....kN
– Vordruck	mit / ohne	...mit.....
– Presszone	Tauchtiefe	...1,5....mm
AVO ausgeführt von:		

Abb. 87: Eintragungen in ein Herstellprotokoll mit richtiger Korrektur: datiert und abgezeichnet, der alte Wert ist noch lesbar.

Schreiberstreifen, die zur Dokumentation gehören, sind zu Beginn des Prozesses mit Produkt, Chargennummer und Datum zu beschriften und abzuzeichnen (Abb. 86). Dies gilt ganz besonders, wenn auf einem Blatt mehrere nacheinander durchgeführte Vorgänge aufgezeichnet werden (z. B. Kreisblätter). Im nachhinein kann nicht sicher rekonstruiert werden, welche Kurve zu welchem Prozess gehört.

Folgende Angaben sind nötig:

○ Produktbezeichnung

○ Chargenbezeichnung

○ Datum/Uhrzeit

○ Unterschrift

Korrekturen der Soll-Vorgaben sind nicht erlaubt bzw. dürfen nur nach Rücksprache mit dem Vorgesetzten und mit Zustimmung des Leiters der Herstellung erfolgen. Die Korrektur muss so erfolgen, dass der ursprünglich vorgesehene Wert noch erkennbar ist. Ausschwärzen, Überschreiben oder die Verwendung von „Tipp-Ex" ist nicht erlaubt.

Korrekturen sind zu begründen.

Korrekturen der Ist-Werte, etwa weil man sich einmal verschrieben hat, müssen gleichfalls so erfolgen, dass der zunächst eingetragene Wert noch erkennbar ist. Jede einzelne Korrektur ist mit Namenskürzel und Datum zu versehen (Abb. 87).

Leere Felder, in die aus irgendwelchen Gründen keine Eintragung erfolgte, sind durchzustreichen.

Den Herstellungsvorgang beschließt in der Regel eine *Ausbeuteberechnung,* die darüber Rechenschaft ablegt, ob die erzielte Menge im Bereich des Erwarteten lag. Weicht sie wesentlich von der Norm ab, so ist das ein Alarmsignal.

Die Ausbeuteberechnung muss übersichtlich sein. Wenn z. B. die zulässige Abweichung in Prozent angegeben ist, so ist es nicht erlaubt, die tatsächlich gefundene Mehr- oder Minderausbeute in Kilogramm anzugeben, weil auf diese Weise eine Toleranzüberschreitung nicht ohne weiteres zu erkennen ist.

Was sagt uns die Ausbeuteberechnung?

Ist die Ausbeute zu hoch, so muss angenommen werden, dass Material einer anderen Charge oder gar eines anderen Produktes untermischt wurde. Ist sie zu niedrig, so erhebt sich die Frage, wo das Material geblieben ist: Es besteht die Gefahr, dass die Zugabe einer Substanz vergessen oder Materialien verwechselt wurden.

Warum ist das Herstellungsprotokoll so wichtig?

Im Herstellungsprotokoll sind alle Daten festgehalten, die bei der Herstellung einer Charge aufgetreten oder gemessen worden sind. Wird an dieser Charge zu einem späteren Zeitpunkt eine Abweichung beobachtet, so hat man im Herstellungsprotokoll eine ausgezeichnete Unterlage, um nach Besonderheiten im Herstellungsprozess zu forschen. Man kann auf diese Weise Ursachen erkennen und abstellende Maßnahmen treffen.

Besonders wichtig ist dies im Fall von Reklamationen. Hier kann das Herstellungsprotokoll auch gegenüber Behörden als Nachweis einer einwandfreien Fertigung dienen.

Übrigens: Auch bei behördlichen Inspektionen werden die Herstellungsprotokolle durchgesehen und auf sorgfältige Führung und aufgetretene Abweichungen überprüft. Gerade in diesem Fall wird das Herstellungsprotokoll als Abbild der Präzision eines Betriebes betrachtet.

Was gehört außer dem Herstellungsprotokoll noch zu einer Chargendokumentation?

Bei vielen Prozessen fallen Schreiberstreifen an, aus denen Temperaturen, Drücke, Luftmengen usw. zu ersehen sind. Sie gehören zum Herstellungsprotokoll und werden dokumentiert. Das gleiche gilt auch für Ausdrucke von Messwerten, wie Prozessdaten oder IPC-Werte.

5. Arbeitsanweisungen und Logbücher

Im vorigen Abschnitt haben wir gesehen, dass alle für die Herstellung und Verpackung eines Produktes wichtigen Einzelheiten in der Herstellungsanweisung festgelegt sind.

Warum gibt es neben der Herstellungsanweisung auch Arbeitsanweisungen?

Es ist eben doch nicht „alles" in der Herstellungsanweisung festgelegt! Man findet dort z. B. keinen Hinweis, dass man nie mit den Händen ein Produkt berühren darf, oder wie die verwendete Maschine zu bedienen bzw. zu reinigen ist. Während also die Herstellungsanweisung das abdeckt, was für ein bestimmtes Produkt spezifisch ist, beschreibt die Arbeitsanweisung die Vorgänge, die allgemeingültig und nicht produktgebunden sind. Auch ihr Ziel ist es, Fehler zu verhüten und zwar vor allem:

- Verwechslungen
- Untermischungen
- Verunreinigungen

Die Arbeitsanweisungen sind deswegen für die Qualität der Arzneimittel nicht weniger wichtig als die Herstellungsanweisungen.

Was enthalten die Arbeitsanweisungen?

Die vielen mit ihnen zu regelnden Gebiete lassen sich hier nicht alle im einzelnen aufführen. Ein paar wichtige Arbeitsanweisungen seien genannt:

- Personalhygiene und Arbeitskleidung
- Bedienung und Reinigung von Maschinen
- Reinigung von Räumen
- Kennzeichnung und Beschriftung von Maschinen und Behältern
- Quarantäne und Freigaberegelungen
- Maßnahmen bei Abweichungen bei der Herstellung
- Durchführung von Inprozesskontrollen
- Durchführung von Selbstinspektionen

Während die Vorgaben der Herstellungsanweisung für jede Charge neu ausgedruckt werden, liegt die Arbeitsanweisung meist in einem Ordner abgeheftet. Trotzdem muss gewährleistet sein, dass jeder in der Produktion sich nach ihr richtet.

Wie sichert man die Einhaltung von Arbeitsanweisungen?

Wichtigstes Mittel, um die Einhaltung zu sichern, ist eine regelmäßige Schulung aller Mitarbeiter über die Inhalte der Arbeitsanweisungen. Je wichtiger eine Arbeitsanweisung für die Qualität der Produkte ist, desto öfter muss eine Schulung wiederholt werden. Ziel der Schulung ist nicht stures Auswendiglernen, sondern Verständnis der Notwendigkeit der vorgegebenen Maßnahmen. Auch sollten die wichtigsten Arbeitsanweisungen am Arbeitsplatz vorhanden sein.

Welches Kontrollmittel dient der Überwachung von Maßnahmen aus Arbeitsanweisungen?

Die Durchführung von Maßnahmen aufgrund einer Arbeitsanweisung (z. B. die Reinigung von Maschinen) wird in der Regel in Logbüchern dokumentiert und ist damit überprüfbar. Logbücher müssen daher genau so sorgfältig geführt werden wie Herstellungsprotokolle:

○ Eintragungen müssen der Wirklichkeit entsprechen.
○ Eintragungen müssen unmittelbar nach der protokollierten Tätigkeit gemacht werden.
○ Zu jeder Eintragung gehören Unterschrift und Datum, ggf. mit Uhrzeit.
○ Korrekturen müssen so erfolgen, dass die alte Angabe noch lesbar ist (kein Überschreiben oder „Tipp-Ex").

Logbücher sollten durchnumerierte Seiten enthalten.

6. GMP in der Produktion

(1) Einwiegen

Wenn wir überlegen, welche GMP-Maßnahmen für irgendeinen Produktionsvorgang erforderlich sind, hilft uns die Frage nach den möglichen Fehlern am ehesten weiter. Kennen wir die Fehler, können wir auch gezielt Gegenmaßnahmen ergreifen.

Welche Fehler sind beim Einwiegen denkbar?

Die Einwaage ist ein besonders kritischer Schritt! Alle uns schon bekannten schweren Fehler können hier geschehen:

○ Eine falsche Substanz kann zum Einsatz kommen.
○ Die falsche Menge kann abgewogen werden.
○ Ein Produkt kann durch Staub oder Materialreste verunreinigt werden (Kreuzkontamination, engl. Crosscontamination).

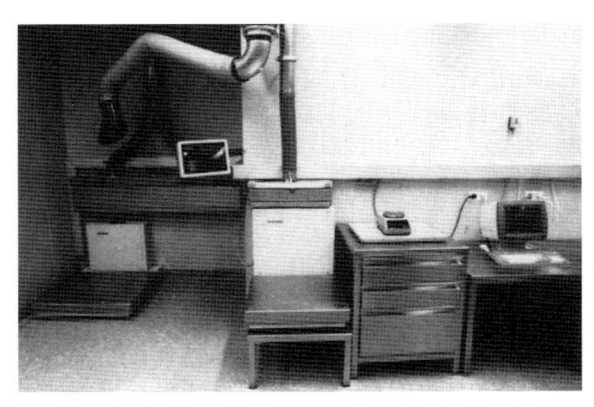

Abb. 88: Beim Einwiegen auf peinliche Ordnung und Sauberkeit achten.

Wie schützen wir uns gegen das Verwechseln von Substanzen?

Wichtigste Voraussetzung ist peinliche Ordnung gerade im Einwaagebereich (Abb. 88). Nur die Substanzen, die für das herzustellende Produkt benötigt werden, dürfen sich dort befinden.

Die Substanzgebinde müssen schon im Lager sorgfältig, eindeutig und gut lesbar gekennzeichnet werden. Vor dem Einwiegen wird die Kennzeichnung und die Sauberkeit der Gebinde geprüft. Besonders achten wir auf

○ Materialbezeichnung
○ Freigabe durch Qualitätskontrolle
○ Verwendbarkeitsdatum

Auch die Wareneingangs- und die Materialnummer werden in der Regel geprüft. Alle Prüfpunkte werden im Herstellungsprotokoll festgehalten.

Da jeder sich irren kann, wird eine Gegenkontrolle durchgeführt.

Wie erfolgt eine Gegenkontrolle?

Die bislang verbreitetste Methode ist die Überprüfung durch eine zweite Person. Alle oben genannten Prüfpunkte werden von ihr kontrolliert. Nachweis dieser Gegenkontrolle ist die Zweitunterschrift im Herstellungsprotokoll. Sie muss dann geleistet werden, wenn die Kontrolle geschieht. Sammelunterschriften zu einem späteren Zeitpunkt sind hier eine besonders grobe Fahrlässigkeit.

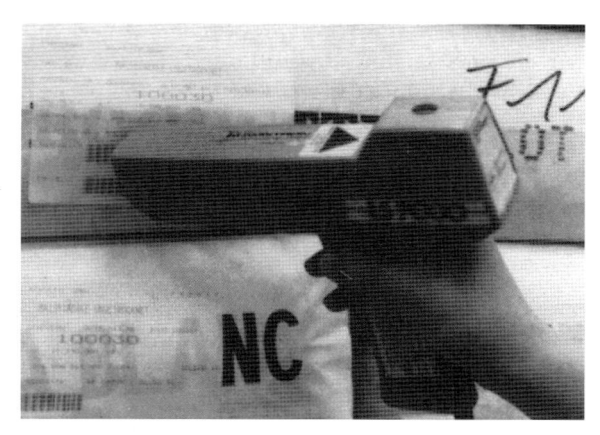

Abb. 89: Gerät zum Lesen des Strichcodes.

Bei modernen Waagensystemen wird diese Gegenkontrolle von einem Computer übernommen. Alle Substanzen erhalten im Lager ein Etikett mit einem Strichcode, der mit einem Scanner gelesen wird und mindestens folgende Informationen enthält:

○ Kennzeichnung
○ Wareneingangsnummer
○ Qualitätsstatus („frei" oder „gesperrt")
○ Verwendbarkeitsdatum

An der Waage wird dieser Code von einem Lesestift abgetastet (Abb. 89) und mit den Vorgaben im Wägerechner verglichen. Weist der Code einen Fehler aus, lässt der Rechner ein Weiterarbeiten an der Waage nicht zu.

Wie schützen wir uns gegen eine Fehleinwaage?

Wir müssen genau die Waage benutzen, die in der Herstellungsanweisung vorgegeben wird! Wiegen wir eine kleine Menge auf einer großen Waage ab, entstehen Fehler durch die Waagenungenauigkeit.

Die Waage muss kalibriert sein: Fehlerhafte Waagen führen zu falschen Mengen! Da eine amtliche Eichung aber nur alle ein bis zwei Jahre erfolgt, überprüfen wir selbst regelmäßig die einwandfreie Funktion durch Auflage von Kontrollgewichten. Diesen Vorgang, der in anderer Form auch bei anderen Messgeräten durchzuführen ist, nennt man „Kalibrieren" (s. S. 181).

Auch die Menge unterliegt einer Gegenkontrolle. Sie kann durch eine Person oder aber durch das Wägesystem vorgenommen werden, das die von der Waage angezeigte Menge mit der Vorgabe im Rechner vergleicht.

Noch eine Maßnahme schützt vor Fehleinwaagen: Jede Substanz wird in einen separaten Behälter eingewogen. Bei Sammeleinwaagen („alles in einem Topf") können sich kleine Wägungenauigkeiten zu großen Fehlern aufsummieren. Darüber hinaus können Sammeleinwaagen zu Verunreinigungen führen, wenn Material, das versehentlich zuviel in den Behälter gegeben wurde, wieder bis zum korrekten Gewicht entnommen und in das Originalgebinde zurückgegeben wird.

Wie schützt man sich gegen Verunreinigungen?

Nur saubere Gebinde gelangen in den Betrieb. Kommen sie verschmutzt aus dem Lager, werden sie gereinigt. Besonders schmutzig sind häufig die Paletten. Vielfach werden daher die Substanzen bei der Übernahme durch den Betrieb umpalettiert.

Der Raum und die Einrichtung müssen frei von Resten des vorangegangenen Produkts sein. Bei Produktwechsel ist immer eine gründliche Reinigung erforderlich.

In einem Raum wird immer nur ein einziges Produkt bearbeitet. Absaugeinrichtungen werden eingeschaltet, um unnötige Staubablagerungen zu vermeiden. Sie dienen darüber hinaus dem persönlichen Schutz vor hochwirksamen Substanzen.

Was kann nach der Einwaage noch passieren?

Die weiteren Schritte nach der Einwaage bearbeitet oft nicht der gleiche, sondern ein anderer Mitarbeiter. Die gewogenen Substanzen müssen ihm so übergeben werden, dass er keinen Fehler machen kann.

Wie sichern wir die Übergabe?

Alle Behälter werden gekennzeichnet mit:
- Präparatename
- Chargenbezeichnung
- Substanzbezeichnung
- Menge
- Verarbeitungsstufe

Die Kennzeichnung muss gut lesbar und am Gebinde befestigt sein. Lose daraufgelegte Etiketten sind nicht zulässig.

GMP-Schulung | 157

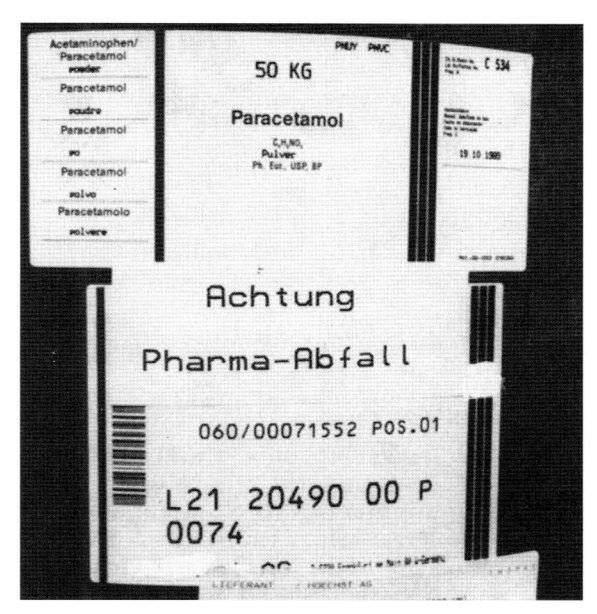

Abb. 90: So bitte nicht! – Ungültige Etiketten sind zu entwerten oder zu entfernen.

Auf einer Palette stehen ausschließlich Substanzen für eine Charge. Grob fahrlässig wäre es, abgewogene Substanzen für unterschiedliche Produkte eng beieinander oder gar auf einer Palette zu lagern.

Etiketten entleerter Gebinde müssen entwertet oder entfernt werden. Dies gilt vor allem für Trommeln und Fässer, bei denen eine Wiederverwendung (auch als Abfallbehälter) möglich oder üblich ist (Abb. 90).

(2) Mischen

Mischen ist ein nur scheinbar einfacher Vorgang, er hat durchaus seine Tücken.

Was kann schiefgehen?

- Einsatz einer falschen Substanz
- Ungleichmäßige Vermischung der Substanzen, vor allem des Wirkstoffs

Wie sichert man sich gegen den Einsatz einer falschen Substanz ab?

Alle Gebinde mit den abgewogenen Substanzen werden noch einmal überprüft:

- ○ Stimmt die Anzahl der Gebinde? (Es könnte etwas vergessen sein.)
- ○ Stimmt die Kennzeichnung: Substanzbezeichnung, herzustellendes Produkt und Charge?

Zur Sicherheit wird eine Gegenkontrolle durchgeführt und mit einer Zweitunterschrift im Herstellungsprotokoll bestätigt. Nach dem Einfüllen der Materialien in den Mischer werden die Etiketten von den Wiegebehältern entfernt.

Wie sichert man die gleichmäßige Verteilung?

- ○ Nur durch genaues Einhalten der Vorgaben in der Herstellungsanweisung!

Die gleichmäßige Verteilung der Substanzen ist vor allem abhängig von den Mischbedingungen wie Mischertyp, Umdrehungsgeschwindigkeit, Dauer oder Temperatur. Bei trockenen Substanzen hat auch die Körnung der Stoffe einen Einfluss, da Grob und Fein sich sehr viel schwerer mischen lassen als gleichmäßig gekörnte Substanzen.

Die genauen Bedingungen werden daher schon bei der Entwicklung des Produkts ermittelt und dann festgeschrieben. Abweichungen von der Vorgabe können schlechte Mischungen entstehen lassen. Besonders wichtig ist das Einhalten der Vorschrift bei niedrig dosierten Wirkstoffen.

Selbstverständlich wird der Mischer vor dem Einsatz auf Sauberkeit und Trockenheit geprüft. Die Herstellungsdokumente werden sorgfältig ausgefüllt.

(3) Herstellen und Abfüllen von Flüssigkeiten, Salben und Zäpfchen

Diese drei auf den ersten Blick recht unterschiedlichen Arzneiformen sind hier zusammengefasst, weil sie in ihrem Herstellungsgang viele Ähnlichkeiten aufweisen. Bei allen spielen Rühren, Homogenisieren und Erhitzen eine wichtige Rolle, werden Pumpen, Rohrleitungen und Kolbenabfüller verwendet.

Wo liegen die Gefahren bei diesen Arzneiformen?

Außer den uns schon bekannten Fehlermöglichkeiten wie Verwechslung, Untermischung, Verunreinigung und Fehldosierung ist hier besonders zu achten auf:

- ○ Keimanfälligkeit
- ○ Gleichförmige Verteilung

GMP-Schulung | 159

Warum müssen wir hier besonders auf Keime achten?

Viele der hier behandelten Arzneiformen enthalten Wasser, und wie wir schon im Abschnitt „Hygiene" gesehen haben, ist Wasser eine der wichtigsten Voraussetzungen für die Entwicklung von Mikroorganismen. Kommen dann noch Nährstoffe hinzu – und viele der in Flüssigkeiten und Cremes verarbeiteten Hilfsstoffe sind Nährstoffe für Mikroorganismen –, dann können wenige Keime innerhalb kurzer Zeit zu großen Keimmengen heranwachsen.

Einen gewissen Schutz dagegen bieten Konservierungsmittel, aber es gibt dabei einige Einschränkungen:

- Manche Keime sind gegen Konservierungsmittel widerstandsfähig (resistent): Sie vermehren sich trotzdem.
- Gelangen größere Mengen an Mikroorganismen in ein konserviertes Produkt, dann wird die eingesetzte Menge des Konservierungsmittels nicht mit ihnen fertig.
- Manche Produkte enthalten gar kein Konservierungsmittel, um die Möglichkeit von Allergien auszuschließen.

Woher kommen die Keime?

Keime sind überall in unserer Umgebung. In die Produkte gelangen sie aber häufig aus zwei Quellen:

- Aus dem Wasser selbst (entmineralisiertes Wasser)
- Aus Feuchtigkeitsresten in Maschinen, Geräten oder Leitungen

Wie verhindern wir Keimansammlungen im Wasser?

Viel hängt schon von der Art der Anlage zur Herstellung von gereinigtem (entmineralisiertem) Wasser ab. In „toten" Armen mit stehendem Wasser entwickeln sich schnell große Keimmengen. Deshalb sind auch lange Stichleitungen ungünstig, vor allem, wenn aus ihnen nur selten Wasser entnommen wird. Bewährt haben sich Ringleitungen, in denen das Wasser ständig umgepumpt wird, und Heißwassersysteme, deren hohe Temperaturen die meisten Keime abtöten.

Das Regenerieren der Ionenaustauscher muss regelmäßig erfolgen. Auch dieser Vorgang tötet Mikroorganismen ab.

Rohrleitungen können durch Ausdampfen entkeimt werden. Sind in den Wasserkreislauf UV-Lampen zur Verringerung der Keimzahlen eingesetzt, so muss ihre Strahlungswirkung überwacht werden. Erschöpfte UV-Lampen werden ausgetauscht.

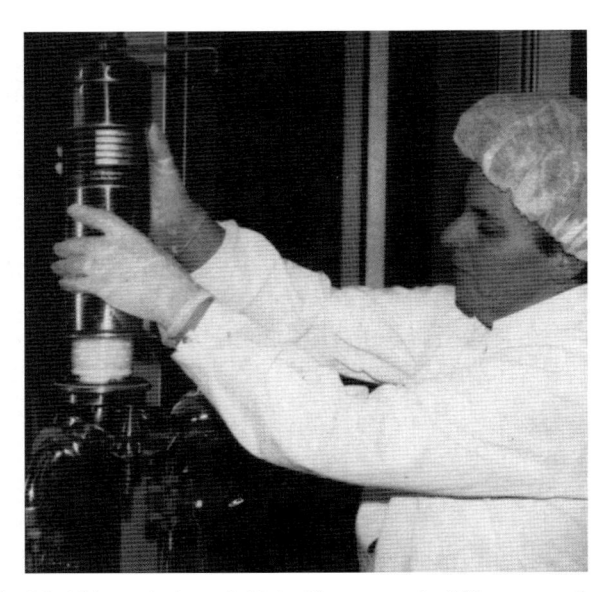

Abb. 91: Filter sind nach Zeitplänen regelmäßig zu wechseln.

Vor der ersten Entnahme aus Stichleitungen wird an jedem Tag eine festgelegte Menge gereinigtes Wasser verworfen. Dies ist sinnvoll, weil sich in diesen Leitungen, die ja über Nacht nicht durchgespült werden, schon in diesem recht kurzen Zeitraum Keime ansammeln können.

Werden Keimfilter verwendet, müssen sie regelmäßig gegen frisch sterilisierte ausgetauscht werden (Abb. 91).

Gereinigtes Wasser sollte nicht länger als einen Tag bis zu seiner Verwendung aufbewahrt werden.

Welche Maßnahmen an Anlagen zur Herstellung von gereinigtem Wasser sind zu dokumentieren?

In Logbüchern, Karteikarten oder anderen Unterlagen werden die wichtigsten Maßnahmen zur Sauberhaltung der Anlage festgehalten, z. B.:

- Regenerieren der Austauscher
- Ausdampfen der Leitungen
- Wechsel von Filtern und UV-Lampen
- Sterilisieren der Keimfilter

Wie bekämpfen wir Keime in Maschinen und Geräten?

Feuchtigkeitsreste in Anlagen können Grund zur Entwicklung erheblicher Keimmengen sein. Deswegen muss vor allem nach dem Reinigen auf gründliches Trocknen geachtet werden.

Darüber hinaus sollen wasserhaltige Produkte wegen ihrer Anfälligkeit rasch verarbeitet werden und nicht über längere Zeit in den Herstellungs- oder Abfüllanlagen stehen.

Worauf ist besonders zu achten?

Alle Teile, die lange feucht bleiben oder bei einer Reinigung übersehen werden können, sind kritisch:
- Ventile
- Pumpen
- Abfülleinrichtungen
- Leitungen und Schläuche
- Dichtungssitze und O-Ringe

Wie behandeln wir die kritischen Teile?

Sofern die Anlage nicht für ein CIP-Verfahren vorgesehen ist (siehe „Maschinenreinigung", S. 143), gelten folgende Grundsätze:
- Gerät beim Reinigen möglichst weitgehend zerlegen, auf Gummidichtungen besonders achten (Abb. 92).
- Teile ggf. sterilisieren und trocken und geschützt aufbewahren.

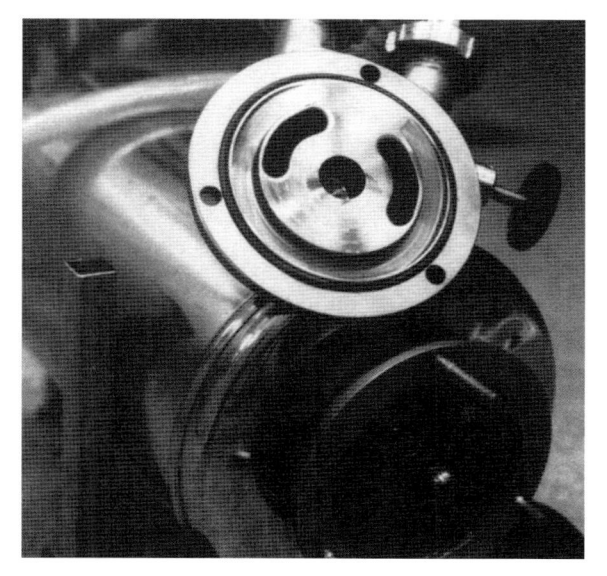

Abb. 92: Pumpen zum Reinigen nicht einfach durchspülen, sondern vorher zerlegen.

- Pumpen, Abfülleinrichtungen und ähnliche Anlagenteile hygienisch montieren (nicht mit ungeschützten Händen berühren).
- Kessel ausdampfen, Restwasseransammlung in Ventilen vermeiden.
- Vorgeschriebene Oberflächendesinfektionen (Maschinen, Räume) regelmäßig durchführen.

Reinigungen, Sterilisationen und Desinfektionen werden, meist in Logbüchern, dokumentiert. Maschinen und Geräte werden mit ihrem Reinigungszustand gekennzeichnet (zu reinigen – gereinigt – sterilisiert).

Wie lange können wir sterilisierte Teile aufbewahren?

Da wir hier nicht steril, sondern nur keimarm arbeiten, können trockene, metallische Maschinenteile fast unbegrenzt aufbewahrt werden. Trotzdem ist es zweckmäßig, sie wenigstens mit dem Datum der Sterilisation zu kennzeichnen.

Anders ist es mit Anlagen, die nach dem Sterilisieren nicht getrocknet werden können (Mischer, Kessel): Sie werden in der Regel erst kurz vor ihrem Einsatz sterilisiert. Manchmal werden für den zulässigen Zeitraum nach der Sterilisation auch Standzeiten festgelegt (wenige Tage!), die nicht überschritten werden dürfen. Solche Geräte erhalten einen Vermerk, bis wann sie ohne Nachsterilisation eingesetzt werden dürfen.

Wie sichern wir eine gleichförmige Verteilung von Wirk- und Hilfsstoffen?

Wie im Abschnitt „Mischen" schon beschrieben, werden die Misch- und Homogenisierbedingungen während der Entwicklung eines Produkts erarbeitet und in der Herstellungsanweisung festgeschrieben. Hält man diese vorgegebenen Bedingungen nicht ein, können Qualitätsmängel entstehen, die vor allem durch falsche Teilchengröße hervorgerufen werden:

- Mangelhafte Wirksamkeit
- Absetzen von Suspensionen
- Aufrahmen von Emulsionen

Bei Suspensionen muss in der Regel auch während des Abfüllens gerührt werden.

Was ist an den Maschinen zu beachten?

Bei modernen Maschinen verlassen wir uns darauf, dass sie sich nach unseren Vorgaben einwandfrei selbst steuern. So

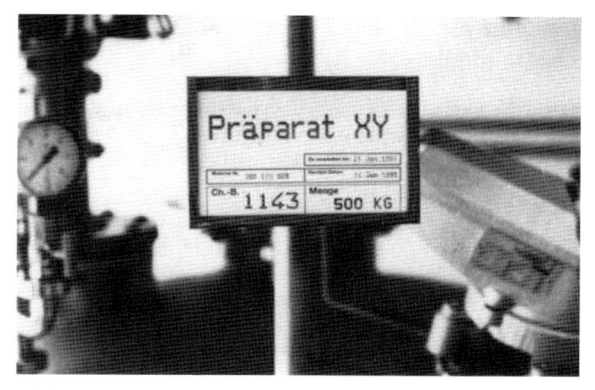

Abb. 93: Eindeutig gekennzeichnete Leitungen.

selbstverständlich ist das aber nicht, weil die eingebauten Mess- und Steuergeräte auch versagen können. Deswegen kalibrieren wir alle Messeinrichtungen und überprüfen Schreiberstreifen und Messwertausdrucke (s. S. 150).

Und sonst ...?

Natürlich werden wieder alle wichtigen Handlungen dokumentiert, produktbezogene im Herstellungsprotokoll (Herstellungsbericht), maschinenbezogene, wie z. B. Reinigungen oder Kalibrierungen, im Logbuch.

Ebenso selbstverständlich werden alle Maschinen und Geräte vor ihrem Einsatz auf einwandfreien Zustand geprüft (abgenommen). Besonders auf die Sauberkeit von Rührwerken achten!

Bei Flüssigkeiten, die über lange Rohrleitungen gefördert werden, ist sehr sorgfältig zu prüfen, dass die Leitungen die richtigen Aggregate miteinander verbinden. Die Leitungen werden mit dem jeweils geförderten Produkt gekennzeichnet (Abb. 93).

(4) Granulieren

Vieles, was für GMP beim Granulieren wichtig ist, ist schon im Kapitel „Mischen" beschrieben worden. So gilt auch hier, dass die vorgewogenen Substanzen vor dem Zusammengeben noch einmal überprüft werden (Richtigkeit, Vollständigkeit), dass bei dieser Prüfung eine Gegenkontrolle üblich ist und dass die vorgegebenen Prozessbedingungen eingehalten werden müssen.

Wo liegen die besonderen Fehlermöglichkeiten?

Beim Granulieren können folgende Fehler besonders leicht auftreten:

- ○ Kreuzkontamination (Crosscontamination)
- ○ Entstehung mangelhafter Presseigenschaften

Wie schützen wir uns gegen Kreuzkontamination (Crosscontamination)?

Wie in allen Herstellungsbereichen ist auch hier die Sauberkeit der Maschinen oberstes Gebot. Besonders zu achten ist auf Wellendurchführungen der Rührwerke, Dichtungen sowie auf Be- und Entlüftungseinrichtungen. Charakteristisch für das Granulieren ist jedoch die Entstehung von Staub, da wir über weite Strecken mit trockenen, pulverigen Substanzen umgehen. Staub kann sich ausbreiten und in fremde Produkte gelangen. Deswegen gelten folgende Vorsichtsmaßnahmen:

- In einem Raum wird jeweils nur ein einziges Produkt bearbeitet. Bei Produktwechsel wird der Raum gründlich gereinigt.
- Im Granulierbereich dürfen keine überflüssigen Staubfänger sein. Deswegen alles entfernen, was nicht unbedingt im Raum sein muss.
- Absaugungen müssen verwendet werden.

Bei Siebvorgängen kann es zu Verunreinigungen mit Metallteilchen kommen, die infolge eines Siebbruches in das Granulat gelangen. Daher werden die Siebe nach ihrem Einsatz immer auf Unversehrtheit geprüft. Im Falle eines Siebbruches muss das Material (meist erst nach dem Tablettieren) über ein Metallsuchgerät gegeben werden.

Wie stellen wir die Presseigenschaften sicher?

Genau wie bei anderen pharmazeutisch-technischen Prozessen ist auch hier die Einhaltung der in der Entwicklung festgelegten Granulierbedingungen erforderlich. Eine Voraussetzung dafür sind einwandfreie Messeinrichtungen: Sie werden regelmäßig kalibriert (s. S. 181).

Wichtig ist hier auch die Durchführung der vorgeschriebenen Inprozesskontrollen, da deren Ergebnisse einen Rückschluss auf die Verpressbarkeit der Granulate zulassen.

(5) Herstellen von Tabletten, Dragees und Kapseln

Wir kennen schon aus den vorangegangenen Abschnitten die wichtigsten allgemeingültigen GMP-Maßnahmen, die natürlich auch hier Anwendung finden. Die Kennzeichnung der eingesetzten Granulate, Drageekerne oder anderer Materialien wird geprüft (Verwechslung), die Maschinen sind sauber und abgenommen (Verunreinigung, Untermischung), die vorgegebenen Prozessbedingungen werden genau eingehalten (Veränderung der Wirksamkeit) und alles wird sorgfältig beschriftet (Verwechslung).

Welche besonderen Risiken treten hier auf?

Als besondere Schwierigkeit müssen wir uns vor Augen halten, dass in diesem Bereich Millionen von einzelnen Tabletten, Dragees oder Kapseln hergestellt werden, von denen kein einziges Exemplar in einen falschen Behälter geraten darf.

Wir haben hier also ein besonders großes Risiko einer Untermischung.

Wo müssen wir eine Untermischung vor allem fürchten?

Besondere Gefahren treten auf:

- ○ An Tabletten- und Kapselmaschinen
- ○ Im Dragierbereich
- ○ Bei Behältern

Wie schützen wir uns gegen Untermischungen an Tabletten und Kapselmaschinen?

Voraussetzung ist eine sorgfältige räumliche Trennung der Maschinen. Wenn etwa in älteren Anlagen die einzelnen Maschinen noch nicht in einzelnen Boxen oder Kabinen untergebracht sind, müssen sie ausreichend weit auseinander stehen, und auch die ihnen zugeordneten Materialien müssen eindeutig getrennt sein.

Dass bei Produktwechsel sorgfältig gereinigt wird, ist selbstverständlich. Ein eigenes Problem stellt aber die bei schlecht laufenden Granulaten gelegentlich erforderliche Zwischenreinigung der Tablettenpressen mit Plazebo-Granulat dar. Die dabei entstehenden Presslinge unterscheiden sich meist überhaupt nicht vom echten Produkt, enthalten aber natürlich keinen Wirkstoff.

Nur äußerste Sorgfalt kann hier Untermischungen verhindern:

- ○ Auffangbehälter mit echtem Produkt entfernen, Plazebo-Material streng getrennt auffangen und sofort verwerfen.
- ○ Maschine gründlich absaugen.
- ○ Maschine auf zurückgebliebene Presslinge prüfen.
- ○ Gegenkontrolle durchführen.

Eine weitere Untermischungsquelle stellen die Wägemuster dar. Die Muster dürfen auf keinen Fall nach der Wägung wieder dem Produkt zugegeben werden. Auf Waagen liegengebliebene Tabletten eines Fremdprodukts führen leicht zu Untermischungen.

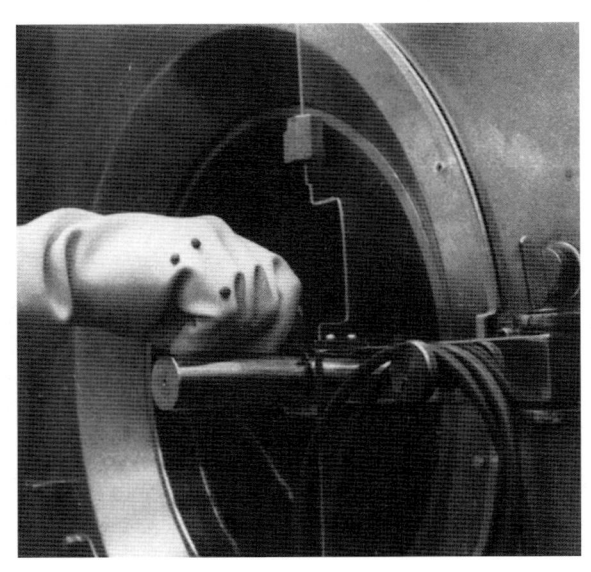

Abb. 94: Beim Dragieren stets nur ein Produkt zur gleichen Zeit bearbeiten: Verschleppungsgefahr!

Wie schützen wir uns gegen Untermischungen im Dragierbereich?

Beim manuellen Zuckerdragieren gilt als zwingende Regel, dass ein Drageur nie mehr als ein Produkt gleichzeitig bearbeiten darf. Die Gefahr, dass einzelne Dragees über die Kleidung oder durch Anhaften am Handschuh verschleppt werden, ist sehr groß (Abb. 94). Überhaupt sollten Eingriffe von Hand so weit es irgend geht vermieden werden. Lassen sie sich nicht umgehen, werden selbstverständlich Gummihandschuhe getragen. Bei modernen Geräten, die automatisch und im geschlossenen Kessel arbeiten, erübrigen sich diese Vorsichtsmaßnahmen.

Wichtig ist, dass die Kessel völlig frei von Resten des Vorproduktes sind. Um dies zuverlässig zu erreichen, werden Kessel bei Produktwechsel in jedem Fall nass gereinigt, und das vor allem auch dann, wenn sie bei dem durchgeführten Prozess, wie z. B. beim Polieren, äußerlich sauber geblieben sind: Werden beim Entleeren einzelne Dragees übersehen, so zerfallen sie bei einer Nassreinigung und werden zuverlässig entfernt. Belüftungsanlagen, die in die Drageeschüttung eintauchen, können Dragees „einfangen", wenn sie nicht mit einem ausreichend feinen Sieb verschlossen sind.

Werden Dragees noch auf Horden getrocknet, so werden diese nach dem Entleeren umgekehrt in die Halterungen geschoben, damit zurückgebliebene Dragees herausfallen. Die Horden werden daher auch von oben nach unten einsortiert.

Wie schützen wir uns vor Untermischungen durch unvollständig entleerte Behälter?

Behälter werden stets geschlossen gehalten (auch leere!), damit nicht Staub oder fremde Tabletten hineingeraten können. Wenn möglich, sollten sie entweder nur für ein einziges Präparat eingesetzt oder bei Produktwechsel gewaschen werden. In jedem Fall werden sie vor ihrem Einsatz kritisch geprüft.

(6) Verpacken

Verpacken ist ganz einfach? – Irrtum: Wir haben in den Betrieben nicht nur eine anspruchsvolle, auf Leistung ausgerichtete Technik zu beherrschen, sondern brauchen auch viel GMP-Sachverstand, um Fehler zu verhüten.

Was kann beim Verpacken passieren?

Die für die Verpackung charakteristische Gefahr besteht in der Verwendung von falsch bedruckten Packmitteln. Die Fehler sind also:

○ Verwechslung bedruckter Packmittel
○ Untermischung bedruckter Packmittel

Darüber hinaus müssen wir uns aber natürlich auch schützen gegen:

○ Verwechslung der Bulkware
○ Untermischung der Bulkware (vor allem bei Tabletten, Dragees und Kapseln)

Wie schützen wir uns vor der Verwechslung von Packmitteln?

Bei sehr unterschiedlich aussehenden Packmitteln mag die Verwechslungsgefahr nicht ganz so groß sein. Häufig finden wir jedoch Packmittel vor, die einander ähneln, so z.B., wenn unterschiedliche Stärken des gleichen Produkts verpackt werden. Ein anderes Problem liegt vor, wenn wir Packmittel für Exportmedikamente einsetzen, deren Text wir nicht verstehen: Wer von uns könnte auf Anhieb ein japanisches von einem chinesischen Packmittel unterscheiden?

Faltschachtel

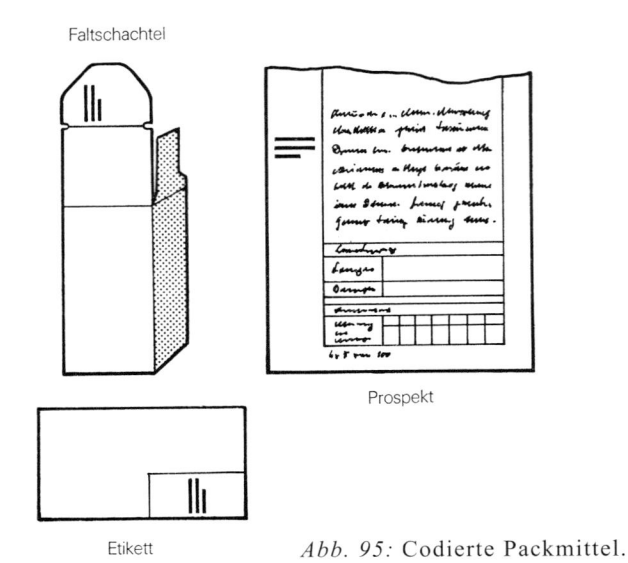

Abb. 95: Codierte Packmittel.

Um Verwechslungen vorzubeugen, wird meist ein ganzes Bündel von Maßnahmen vorgesehen:
- Packmittel werden streng nach Präparaten getrennt gelagert (auch im Betrieb).
- Sie werden genau gekennzeichnet.
- Vor dem Einsatz werden sie mit den Angaben in der Verpackungsvorschrift oder einem Aufmachungsblatt verglichen.
- Zur genauen Unterscheidung vor allem fremdsprachiger Packmittel dienen die eingedruckten Materialnummern. Sie sind für alle Materialien verschieden und kennzeichnen unverwechselbar alle bedruckten Packmittel in ähnlicher Weise wie die Postleitzahl einen Ort. Auch sie werden mit den Vorgaben in der Verpackungsvorschrift verglichen.

Wichtige Voraussetzung zur Vermeidung von Verwechslungen ist eine strenge Ordnung im Betrieb. Alle Materialien werden klar den Maschinen oder Linien zugeordnet, an denen sie benötigt werden.

Wie verhindern wir Untermischungen bedruckter Packmittel?

Bei der Schnelligkeit, mit der eine moderne Verpackungsmaschine arbeitet, ist es dem menschlichen Auge unmöglich, eine einzelne falsche Packung oder ein einzelnes falsches Etikett zu entdecken. Wir müssen also zuverlässig dafür sorgen, dass eine solche Untermischung gar nicht erst entsteht, mindestens aber, dass wir

GMP-Schulung | 169

sie in jedem Fall nachträglich erkennen. Die wichtigste Vorsorge besteht in einer peinlich gründlichen Maschinenreinigung. Hier heißt das, alles Material zu entfernen, das für die anstehende Verpackung nicht unmittelbar gebraucht wird. Nichts vom vorangegangenen Produkt darf an den Maschinen verbleiben, und auch Material, das vom Einstellen der Maschine stammt, muss beseitigt werden, damit z. B. keine Leerstreifen oder unetikettierte Röhren mitverpackt werden.

Eine solche Reinigung ist auch bei einem Aufmachungswechsel nötig, wenn zwar das gleiche Präparat weiterläuft, jedoch die Packungen für ein anderes Land bestimmt und in dessen Sprache abgefasst sind. Um bei unserem Beispiel zu bleiben: Ein Chinese kann nicht japanisch verstehen.

Nach der Reinigung wird eine „Maschinenabnahme" durchgeführt, die wir später beschreiben.

Eine andere Sicherung gegen Untermischungen ist die Verwendung von Codelesern (Code-Inspektoren). Dies sind elektronische Geräte, die Strichmarkierungen auf Packmitteln lesen können (Abb. 95 u. 96). Diese Striche werden zusammen mit dem Text auf das Packmittel aufgedruckt und sind jeweils für ein einziges Packmittel charakteristisch. Gelangt versehentlich ein falsches Packmittel in einen Stapel (das könnte bereits in der Druckerei geschehen), so trägt es auf jeden Fall ein anderes Codesymbol, an dem es das Lesegerät erkennt. Das Gerät schaltet dann die Maschine ab oder sortiert die falsche Packung aus.

Häufig werden aufgrund von Fehllesungen gute Packungen aussortiert. Es besteht daher die große Versuchung, diese aussortierten Exemplare nach nur oberflächlicher Prüfung wieder zum Gutanteil zu geben. Dies darf auf keinen Fall geschehen! Jede aussortierte Packung kann wirklich einen Fehler aufweisen und muss

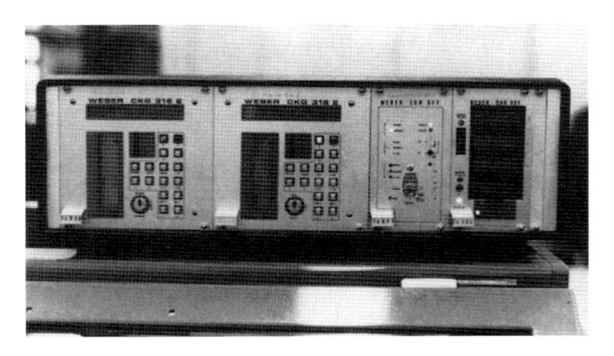

Abb. 96: Codeleser.

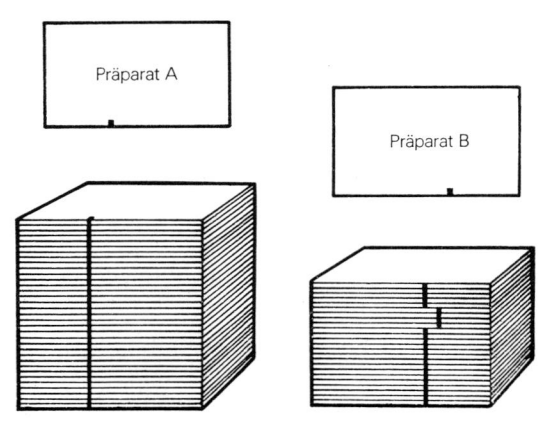

Abb. 97: Links: Stapel mit einheitlicher Flattermarke. Rechts: Stapel mit unterbrochener Flattermarke. Dies zeigt eine Untermischung durch falsche Etiketten an.

entweder sorgfältig geprüft oder unter Wiedergewinnung des Inhaltes verworfen werden.

Codeleser nützen nur dann etwas, wenn sie eingeschaltet sind und wenn sie störungsfrei arbeiten. Man muss deshalb ihre Funktion regelmäßig testen. Verläuft der Test nicht einwandfrei, muss das Gerät richtig eingestellt oder technisch überprüft werden.

Gelegentlich werden noch sogenannte „Flattermarken" benutzt, die nicht elektronisch gelesen werden können, sondern nur die Prüfung mit dem Auge erleichtern. Hier werden an den Kanten von Faltschachteln, Etiketten oder Prospekten an Stellen, die für jedes Packmittel charakteristisch sind, Striche aufgedruckt. Diese Striche werden beim Schnitt- oder Stanzvorgang angeschnitten, und man erkennt außen am Stapel einen durchgehenden Strich (Abb. 97).

Befindet sich ein falsches Packmittel darunter, zeigt der Strich eine Unterbrechung. Bei Etiketten und Prospekten ist der Strich außen am Stapel schwerer zu erkennen und eine Abweichung sehr unauffällig. Trotzdem fällt ein falsch plazierter Strich beim Durchblättern („Flattern") der Stapel auf.

Werden keine elektronischen Kontrollgeräte eingesetzt, dann ist die Ausbeuteberechnung eine wichtige Hilfe zur Erkennung von Untermischungen. Wurden zum Beispiel weniger Etiketten verbraucht, als der Anzahl Packungen entspricht, so besteht die Gefahr, dass die fehlenden von einem anderen Produkt stammten. Wurden zuviel verbraucht, so erhebt sich die Frage, wo sie geblieben sind. In beiden Fällen muss die Abweichung untersucht und die Ursache ermittelt werden.

Wie schützen wir uns vor Verwechslungen und Untermischungen von Bulkware?

Vieles von dem eben Gesagten gilt auch hier: Peinliche Ordnung, gründliche Maschinenreinigung, sorgfältige Maschinenabnahme. Darüber hinaus sind es vor allem zwei Maßnahmen, die Verwechslungen verhüten:
- Bei jedem einzelnen Bulkwaren-Behälter wird die Kennzeichnung geprüft.
- Mindestens einmal pro Charge wird der Inhalt auf Richtigkeit kontrolliert.

Eine besonders große Verwechslungsgefahr tritt dann auf, wenn Bulkware in Behälter abgefüllt wird, die erst später etikettiert werden sollen (z. B. für eine größere Zahl von Kleinaufträgen). Hier ist außerordentliche Sorgfalt beim Kennzeichnen und Prüfen nötig.

Auf eine weitere Gefahr wollen wir hinweisen:
- Gelegentlich ist es üblich, Maschinen bei der Reinigung mit Druckluft auszublasen. Hier ist Vorsicht geboten, weil dadurch nicht nur Staubverunreinigungen der Umgebung verursacht, sondern auch einzelne Tabletten oder Dragees über recht weite Entfernungen geschleudert werden und in fremde Behälter gelangen können. Ein solches Ausblasen darf daher nur in separaten Reinigungsräumen oder unter anderer Abtrennung der Maschine (Stellwände) geschehen.

Warum ist die Maschinenabnahme in der Verpackung so wichtig?

Über eine schnelllaufende Verpackungslinie werden täglich Hunderttausende von Tabletten und Tausende von Packmitteln verarbeitet. Kein einziges darf an einen falschen Platz geraten.

Darüber hinaus sind Verpackungsmaschinen oft komplizierter konstruiert als die meisten Herstellungsmaschinen und daher schwerer zu kontrollieren. Fast jede Maschine hat schwer zugängliche Stellen, in denen sich Tabletten, Etiketten, Faltschachteln oder andere Packungsteile verbergen können. Auf diese Stellen richtet sich die Aufmerksamkeit bei der Maschinenabnahme ganz besonders.

Um zu verhindern, dass eine kritische Stelle übersehen wird, legt man für die Abnahme eine Prüfliste an (Checkliste), in der alle Prüfpunkte und alle wichtigen Stellen aufgezählt sind (Abb. 98).

```
BI Pharma GmbH & Co.KG      HERSTELLUNGSBERICHT   Seite    :    68 von 83
                                                  Druck vom:    11.02.2008
TNK TPA 50MG VIALS LYO (KK RED)                                 07:46:03

MAT.NR. 59023     |CH.-B. 802221   | Auftrags-Nr. 767472

            V E R F A H R E N S T E I L
AVO 1233
    VERBÖRDELN
    ( Seite 1 )
    ==========================================================
    Abnahme Bördelmaschine  Typ: RVB 12000 u. Magazinierer
    ==========================================================
    Präparatewechsel von: (...)...........CH.B: ......
                      zu: JNR TPA 50mg/vial Lyo (KK RED)...CH.B: 802221
    ----------------------------------------------------------
                                        | Kontrolle 1 | Kontrolle 2 |
                      Datum/ Uhrzeit    |31.01.08 17:15|21.02.08 17:16|
    ----------------------------------------------------------
    Maschinendeklaration                |             |             |
    "gereinigt und inspiziert"          |  X  ! ja    |  X  ! ja    |
    ----------------------------------------------------------
    Formatteile gereinigt und           |             |             |
    korrekt eingebaut                   |  X  ! ja    |  X  ! ja    |
    ----------------------------------------------------------
    Funktionsüberprüfung durchgeführt   |  X  ! ja    |  X  ! ja    |
    ----------------------------------------------------------
    Flascheneinlauf/Flaschenauslauf leer|  X  ! ja    |  X  ! ja    |
    ----------------------------------------------------------
    Vorratsbehälter Alukappen überprüfen|  X  ! ja    |  X  ! ja    |
    ----------------------------------------------------------
    Zuführung Alukappen überprüfen      |  X  ! ja    |  X  ! ja    |
    ----------------------------------------------------------
    Bördelmaschine / Ablageflächen frei |  X  ! ja    |  X  ! ja    |
    ----------------------------------------------------------
    Stellfläche / Ablageflächen frei    |  X  ! ja    |  X  ! ja    |
    ----------------------------------------------------------
    Schlechtkanal leer                  |  X  ! ja    |  X  ! ja    |
    ----------------------------------------------------------
    Transportbänder leer                |  X  ! ja    |  X  ! ja    |
    ----------------------------------------------------------
    Fußboden sauber                     |  X  ! ja    |  X  ! ja    |
    ----------------------------------------------------------
    Zählwerk auf Null stellen           |  X  ! ja    |  X  ! ja    |
    ==========================================================
    Abnahme Magazinierer
    ==========================================================
                      Datum/Uhrzeit     |31.01.08 17:15|21.02.08 17:19|
    ----------------------------------------------------------
    Maschinendeklaration                |             |             |
    "gereinigt und inspiziert"          |  X  ! ja    |  X  ! ja    |
    ----------------------------------------------------------
    Magazinierung leer                  |  X  ! ja    |  X  ! ja    |
    ----------------------------------------------------------
    Auslauf leer                        |  X  ! ja    |  X  ! ja    |
    ----------------------------------------------------------
    Ablageflächen frei von Etiketten    |  X  ! ja    |  X  ! ja    |
    ----------------------------------------------------------
                                Kürzel: ......   Kürzel: ......
    ==========================================================
```

Abb. 98: Prüfliste zur Abnahme von Verpackungsmaschinen.

Eine Maschinenabnahme ist etwas Ähnliches wie das systematische Durchprüfen eines Flugzeugs vor dem Start (Abb. 99). Und genau wie dieses „Checken" wird die Maschinenabnahme in der Regel nicht von einer einzelnen Person durchgeführt, sondern von einer zweiten gegenkontrolliert.

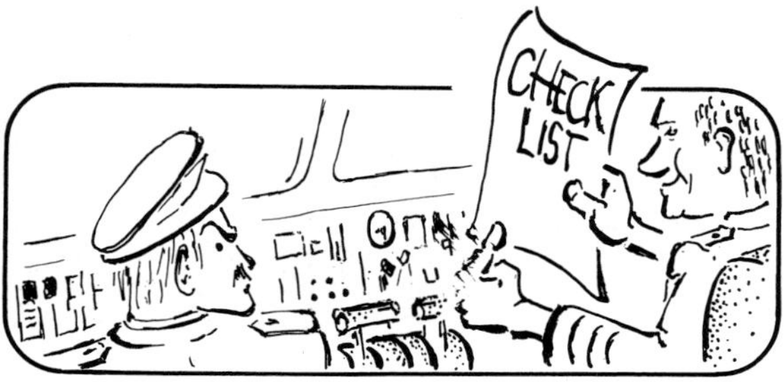

Abb. 99: Vor Arbeitsbeginn Maschinen durchchecken.

Wo sind die kritischen Stellen der Maschinen?

Jede Maschine ist anders, und deswegen müssen die kritischen Stellen für jede Maschine getrennt festgelegt werden. Allgemein aber kann man sagen, dass folgende Bereiche besondere Aufmerksamkeit erfordern:
- Bulkware-Behälter
- Bulkware-Zuführungen
- Abfülleinrichtungen
- Verteilerteller
- Zuführschächte für bedruckte Packmittel
- Etikettiermaschinen und Massierbänder
- Falzmaschinen
- Zellenketten

Worauf ist noch zu achten?

Eindrucke wie Chargenbezeichnung, Verfalldatum („Verwendbar bis ...") oder „Unverkäufliches Muster" sind auf Richtigkeit zu prüfen.

Füllmengen müssen regelmäßig kontrolliert werden. Dazu gehört auch die Überprüfung der richtigen Einstellung von Kontrollwaagen (Abb. 100).

Alle Prüfungen und Kontrollen werden sorgfältig dokumentiert.

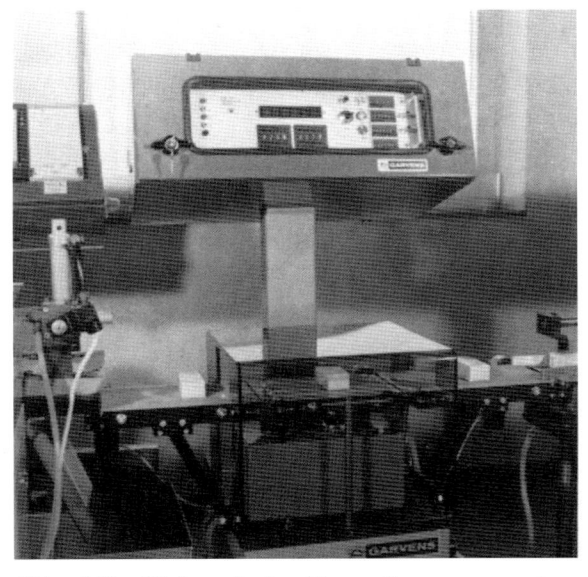

Abb. 100: Elektronische Kontrollwaage an einer Verpackungslinie.

(7) Sterilprodukte

Sterilpräparate stellen besonders hohe Anforderungen an die Zuverlässigkeit des Herstellungsverfahrens, weil sie entweder direkt in die Blutbahn injiziert oder an empfindlichen Organen (Auge) bzw. auf großflächigen Wunden angewendet werden. Wir werden im folgenden vor allem die Injektionspräparate behandeln, weil sie den größten Anteil der Sterilprodukte stellen.

Welche besonderen Anforderungen gelten für Injektionspräparate?

Injektionspräparate sollen frei sein von

- ○ Keimen
- ○ Pyrogenen bzw. Endotoxinen
- ○ Partikeln

Keime können Krankheiten erregen.

Pyrogene sind Bakteriengifte, die Fieber hervorrufen.

Partikel können in den feinen Adern zu Verschlüssen führen oder im Zellgewebe abgelagert werden.

Worauf kommt es beim Arbeiten im Sterilbereich besonders an?

Auf Keimfreiheit der gesamten Umgebung:

- ○ Mensch
- ○ Luft
- ○ Maschinen
- ○ Raum

Verfahren und Kontrollen müssen so ausgelegt sein, dass ein Eindringen von Keimen zuverlässig verhindert wird.

Inwiefern ist der Mensch kritisch?

Auch bei äußerster Sauberkeit beherbergt der Mensch auf Haut, Haaren und in Körperöffnungen unzählige Keime. Darüber hinaus gibt er ständig Partikel (kleine Teilchen) wie Hautschuppen, Haare, Kleidungsfasern an die Umgebung ab. Auch an diesen Partikeln haften viele Keime. Man muss daher alles tun, um ein Übergreifen dieser Keime auf das Produkt zu vermeiden. Die üblichen Maßnahmen dafür sind:

○ Regelmäßiges Waschen und Desinfizieren
○ Dichtschließende Kleidung
○ Angemessenes Verhalten in Sterilbereichen

Sauberkeit beginnt mit dem häuslichen Waschen (Abb. 101). Im Betrieb werden bei jedem Betreten die Hände gründlich über einen längeren Zeitraum gewaschen und anschließend desinfiziert. Während der Arbeit werden die behandschuhten Hände regelmäßig nachdesinfiziert.

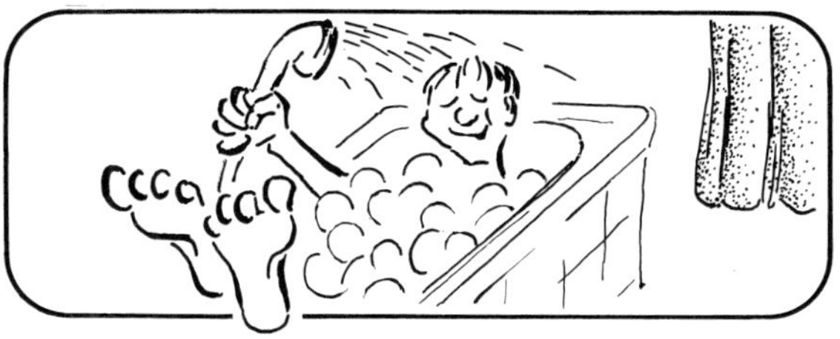

Abb. 101: Sauberkeit beginnt zu Hause.

Die *Sterilkleidung* muss zu jeder Zeit die gesamte Körperoberfläche bis auf die Augen bedecken. Um zu verhindern, dass eventuell Wimpern die Sterilraumkleidung oder das Produkt verunreinigen können, werden in der Regel spezielle Sterilraumbrillen getragen. Bei jedem Betreten des Sterilbereichs muss frische Oberbekleidung angelegt werden. Handschuhe und Mundschutz sind häufiger zu wechseln. Zeigen sich Risse in den Handschuhen, müssen diese sofort erneuert werden.

Das *Einkleideverfahren* ist vorgeschrieben und muss streng eingehalten werden, weil die Reihenfolge der einzelnen Umkleideschritte so gehalten ist, dass die Gefahr einer Keimaufnahme an der Kleidung so klein wie möglich ist.

Das *Verhalten* der im Sterilbereich Beschäftigten hat großen Einfluss auf die Prozesssicherheit. Grundsätzlich gilt: „So wenig Mensch wie möglich". Das bedingt, dass Eingriffe des Menschen in den Prozess möglichst selten sein sollten.

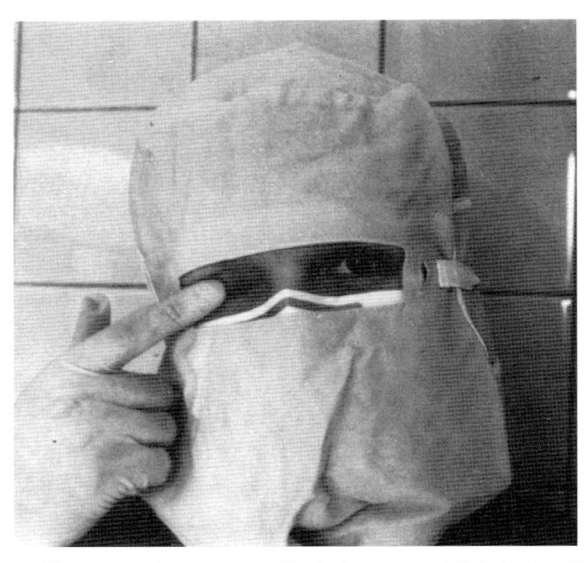

Abb. 102: Es fordert gutes Training, unwillkürliche Bewegungen zu unterlassen!

Im einzelnen heißt das:

- Auf keinen Fall nach dem Umkleiden etwas Unsteriles berühren (Abb. 102).
- Auch mit den desinfizierten Handschuhen nichts anfassen, das mit dem Produkt in Berührung kommt (Behälter, produktführende Maschinenteile).
- Nie in den Luftstrom über dem offenen Produkt eindringen (Hände, Gesicht).
- Nie den Atem über das Produkt oder produktberührende Teile streichen lassen.
- So wenig wie möglich unter den Laminar-Flow-Einheiten (LF) aufhalten. Keinesfalls ständig durch den abschirmenden Vorhang laufen.
- Ruhig bewegen. Hektische Arbeitsweise führt zur Ausschüttung von Partikeln, an denen Keime haften können.
- Wenig sprechen. Je mehr Luft durch den Mundschutz streicht, desto eher wird man auch auf seiner Außenfläche Keime finden.
- Störungen behutsam beheben und steriles Werkzeug benutzen.
- Umgefallene Ampullen beispielsweise nicht mit den Händen, sondern mit einer sterilen Pinzette aufrichten.

- Den Sterilraum nur dann betreten, wenn man gesund ist.
- Frauen sollten auch während der Monatsregel den Sterilraum nicht betreten.

Selbst wenn man im Augenblick nichts zu tun hat, darf man nicht vergessen, dass man im Sterilraum ist. Schon beim Verschränken der Arme können Keime aus der feuchtwarmen Achselhöhle durch die Kleidung hindurch auf die Handschuhe gelangen.

Wie trägt die Luft zur Sterilität bei?

Das Belüftungssystem ist meist mehrstufig angelegt. Direkt über dem Produkt ist in aller Regel eine LF-Einheit angebracht, die für höchstmögliche Reinheit der Luft sorgt. Dieser Reinluftstrom soll möglichst nicht gestört werden.

Die Umgebung der LF-Einheiten ist sterilbelüftet. Auch hier muss jede Partikel- und Keimausschüttung vermieden werden. Dieser Bereich, der „Sterilraum", hat gegenüber den umliegenden Räumen einen leichten Überdruck, damit nicht über Türen oder Ritzen unreine Luft eindringen kann. Dieser Überdruck wird mit Messgeräten überwacht, die meist bei Störungen einen Alarm geben. Das Verhalten im Falle eines solchen Alarms ist firmenspezifisch in Arbeitsanweisungen geregelt. Ziel aller Maßnahmen ist in solch einem Fall die Sicherung der Sterilität des Materials.

Wie sind Maschinen und Räume zu behandeln?

Maschinen und Räume werden in festgelegten Intervallen mit Desinfektionsmittel behandelt.

Produktführende Maschinenteile werden sterilisiert. Dabei sollte der Zusammenbau möglichst vor dem Sterilisieren erfolgen. Ist das nicht möglich, muss die Montage sehr sorgfältig geschehen. Vor allem dürfen produktführende Flächen nicht berührt werden.

Wie stellt man Keimfreiheit sicher?

Grundsätzlich gibt es zwei Verfahren zur Herstellung keimfreier Produkte:
- Abschließende Sterilisation des Präparates im Endbehältnis
- Aseptische Herstellung

Wenn irgend möglich, d. h. wenn das Produkt die Hitzebehandlung verträgt, wird die Keimfreiheit durch abschließende Sterilisation sichergestellt. Nur wenn das Produkt hitzeempfindlich ist, wird es aseptisch gefertigt.

Warum ist aseptisches Arbeiten besonders kritisch?

Wenn keine anschließende Sterilisation möglich ist, muss jeder einzelne Herstellungsschritt so angelegt sein, dass nicht ein einziger Keim in das Produkt geraten kann. Jeder einzelne Keim kann sich im Präparat selbst vermehren und es entweder zersetzen oder eine Infektion des Patienten hervorrufen.

Da einzelne Keime bei der Endkontrolle unentdeckt bleiben können, muss bei der Herstellung das Äußerste getan werden, um ihr Eindringen zu verhindern.

Was ist bei aseptischen Verfahren allgemein zu beachten?

Der ganze Bereich muss extrem sauber und ordentlich gehalten werden. Alles, was nicht unmittelbar benötigt wird, wird entfernt.

Da die Wirksamkeit von Sterilisationsvorgängen in Validierungen überprüft wird, ist sorgsam darauf zu achten, dass Sterilisatoren stets in der Weise beladen werden, wie dies bei der Validierung geschah. Abweichungen in der Zusammensetzung des Sterilisationsgutes dürfen nie willkürlich vorgenommen werden, da die verschiedenen Materialien sich unterschiedlich rasch erwärmen und daher auch unterschiedliche Zeiten für die Sterilisation brauchen. Wagen für Sterilisatoren und Gefriertrockner müssen stets von oben nach unten beladen und von unten nach oben entladen werden, damit durch die Handhabung nicht Partikel oder Keime in steriles Gut fallen können.

Hilfsmittel für aseptische Prozesse werden meist unmittelbar vor ihrem Einsatz sterilisiert. Gelegentlich werden sie aber auch steril gelagert. In diesem Fall tragen sie ein Datum, bis zu dem sie noch ohne Nachsterilisation eingesetzt werden dürfen. Solche Materialien und Hilfsmittel werden regelmäßig überwacht, wobei Artikel, deren Standzeit überschritten ist, aussortiert werden.

Welche Kontrollen helfen, aseptische Verfahren abzusichern?

Die gesamte Umgebung, in der aseptische Prozesse durchgeführt werden, wird ständig überwacht:

- Keim- und Partikelgehalt der Luft
- Keimzahlen an Oberflächen von Maschinen und Räumen
- Keimzahlen des destillierten Wassers
- Keimzahlen anderer Medien, wie Druckluft oder Stickstoff
- Keimzahlen an Händen und Mundschutz der dort arbeitenden Menschen

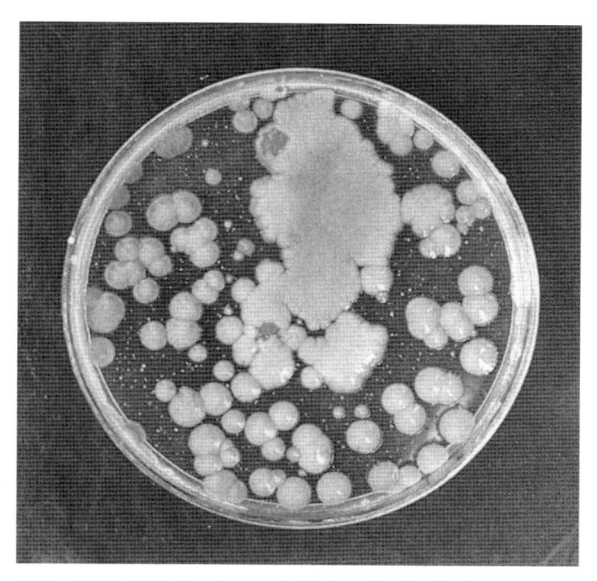

Abb. 103: Nährboden mit Bakterienkolonien.

Da man einzelne Keime nicht sehen kann, bringt man sie mit Nährmedien in Kontakt, auf denen sie sich vermehren können. Innerhalb weniger Tage bilden sich dabei aus einem einzelnen Keim Kolonien von Millionen Keimen, die leicht zu erkennen sind (Abb. 103).

Eine besondere Art von Kontrollen sind die in meist halbjährlichen Abständen durchgeführten Validierungsläufe, bei denen statt eines normalen Produktes Nährmedien abgefüllt werden (s. Validierung von aseptischen Verfahren, S. 59). Auch hier macht man das Eindringen von Keimen über eine Koloniebildung sichtbar.

Von ähnlicher Bedeutung für die Zuverlässigkeit von Sterilprozessen ist die regelmäßige Validierung der Sterilisatoren (s. S. 54). Dabei wird die Einhaltung der vorgegebenen Temperaturen über die erforderliche Zeit mit Hilfe von kalibrierten Thermometern überprüft.

Sterilfiltrationen werden gleichfalls überwacht. Unversehrtheit und richtiger Sitz des Filters werden mit dem Druckhalte- oder dem Bubblepoint-Test kontrolliert.

Wie vermeiden wir Pyrogene?

Pyrogene sind Fieber erzeugende Bakteriengifte, die sich nicht durch Keimfilter beseitigen lassen. In kritischen Konzentrationen bilden sie sich erst bei massivem Keimbefall. Ziel des Herstellungsprozesses muss es daher sein, zu keinem Zeitpunkt größere Keimansammlungen entstehen zu lassen, sondern stets so keimarm wie möglich zu arbeiten. Daher gelten vor allem folgende Regeln:

- ○ Wasser für Injektionszwecke nur frisch einsetzen; in gelagertem Wasser können sich bereits Bakterien angesammelt haben (Ausnahme: Lagerung oberhalb 70 °C).
- ○ Auch vorbereitende unsterile Arbeitsgänge, wie z. B. das Herstellen von Lösungen, die später in den Sterilbereich filtriert werden, müssen unter Beachtung der Verkeimungsgefahr durchgeführt werden.
- ○ Lösungen rasch weiterverarbeiten.

Pyrogene lassen sich von Oberflächen durch Waschen mit verdünnter Natronlauge entfernen. Auch im Heißluftsterilisator werden sie bei entsprechend hohen Temperaturen und ausreichender Einwirkungsdauer zerstört. Eine Dampfsterilisation dagegen beseitigt Pyrogene nicht.

7. Computer in der Produktion

In einer modernen Fertigung werden Computer vielfältig eingesetzt, z. B. in der Einwaage, zur Datenerfassung und zur Steuerung von Maschinen.

Was ist beim Arbeiten mit Computern zu beachten?

- ○ Ist das richtige Programm angewählt?
- ○ Wurde das richtige Produkt aufgerufen?
- ○ Sind alle Prozessparameter richtig eingegeben worden?

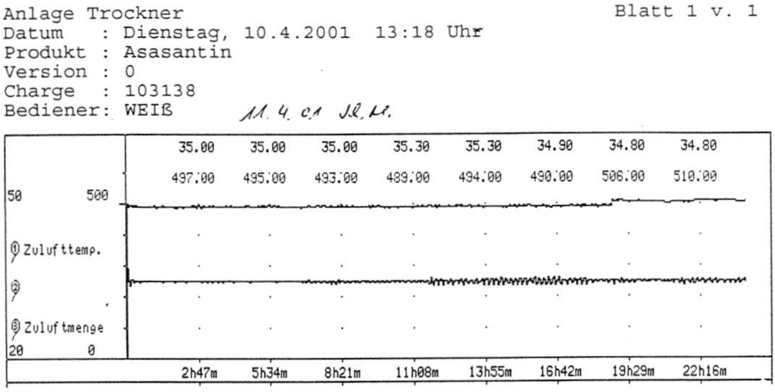

```
Anlage Trockner                              Blatt 1 v. 1
Datum   : Dienstag, 10.4.2001  13:18 Uhr
Produkt : Asasantin
Version : 0
Charge  : 103138
Bediener: WEIß
```

Abb. 104: Korrekt abgezeichneter PC-Ausdruck.

Nach Abschluss der Herstellung werden meist Protokolle und Graphiken (Abb. 104) ausgedruckt. Diese sind Teil des Herstellungsprotokolls und müssen genauso gekennzeichnet werden wie Schreiberstreifen.

8. Betriebliche Qualitätsmaßnahmen

Was geschieht im Betrieb zur Sicherung der Qualität?

In den vorangegangenen Kapiteln haben wir die Bedeutung einer GMP-gerechten Arbeitsweise kennengelernt. Eine solche Arbeitsweise entsteht nicht von allein, sie muss gezielt herbeigeführt und danach erhalten werden. Jeder Betrieb muss also Maßnahmen ergreifen, um eine qualitätsbezogene Arbeitsweise zu sichern. Die wichtigsten sind:

- ○ Schulung
- ○ Validierung
- ○ Kalibrierung
- ○ Inprozesskontrollen
- ○ Einbeziehen aller Mitarbeiter in die Qualitätsgestaltung

Über Schulung und Validierung ist schon im Abschnitt „Arzneimittel und Qualität" das Wichtigste gesagt worden. Auf die anderen Maßnahmen wollen wir etwas näher eingehen.

Was heißt „Kalibrieren"?

Die zuverlässige Arbeitsweise von Maschinen hängt vom einwandfreien Funktionieren der Mess- und Steuereinrichtungen ab. Aber nicht nur Maschinen, sondern auch isolierte Messeinrichtungen müssen zweifelsfrei arbeiten, denn wir wollen uns ja auf ihre Ergebnisse verlassen. Ob Messgeräte, Waagen oder Steuereinrichtungen an Maschinen: Alle müssen regelmäßig auf richtige Anzeige überprüft werden. Dies geschieht meist durch Vergleich der Anzeige mit der eines geeichten Geräts.

Dieses Vergleichen mit geeichten Standards nennt man „Kalibrieren" (s. S. 19).

Auch Flüssigkeitszähler müssen kalibriert werden. Bei ihnen ist besonders zu beachten, dass die von ihnen ausgewiesene Flüssigkeitsmenge temperaturabhängig ist. Vor allem, wenn heißes Wasser abgemessen werden soll, muss der angezeigte Wert unbedingt umgerechnet werden.

Wie oft muss man kalibrieren?

Die Häufigkeit der Kalibrierung von Messgeräten kann sehr unterschiedlich sein, sie ist deswegen für jedes Gerät oder jeden Gerätetyp in Arbeitsanweisungen festgelegt. Um die Gültigkeit der letzten Kalibrierung kontrollieren zu können, wird meist ein Aufkleber am Messinstrument angebracht „kalibriert bis ...". Diese Aufkleber müssen regelmäßig kontrolliert werden.

Wozu dienen Inprozesskontrollen?

Zwar werden alle Chargen der gefertigten Produkte von der Qualitätskontrolle in einer abschließenden Untersuchung geprüft, aber diese an einer Stichprobe durchgeführten Analysen sagen nur bedingt etwas über die Qualität der ganzen Charge aus.

Deswegen wird kein Betrieb die Ergebnisse der Endkontrolle abwarten, sondern sich schon während der laufenden Produktion von der Qualität des hergestellten Materials überzeugen wollen. Das hat vor allem den Vorteil, dass bei einer steten Überwachung oft noch während des Prozesses Maßnahmen zur Verbesserung der Produktqualität ergriffen werden können.

Deswegen werden solche Werte, die zur Prozesssteuerung dienen, schon während der Fertigung ermittelt. Meist werden diese Messungen von den Mitarbeitern des Betriebes selbst durchgeführt, sofern es sich nicht um komplizierte Analysen handelt, die besser in einem Speziallabor ausgeführt werden.

Diese Untersuchungen begleiten in der Regel den ganzen Herstell- und Verpackungsprozess, so dass im Laufe der Fertigung einer Charge eine große Zahl von Messwerten anfällt, aus denen sich ein sehr genaues Bild der Qualität ergibt.

Was wird in der Inprozesskontrolle geprüft?

Unter dem Begriff „Inprozesskontrolle" (IPK, englisch IPC) werden unterschiedliche Vorgänge zusammengefasst. Da sich die Qualität eines Arzneimittels nicht allein mit den Begriffen „gut" oder „schlecht" erfassen lässt, wird zur Festlegung der Güte eine ganze Reihe von Einzelheiten beschrieben. Wir unterscheiden dabei messbare und nicht messbare Vorgaben.

Messbare Vorgaben sind zum Beispiel:
- Gehalt (meist nicht in der IPK gemessen)
- Gewicht
- pH-Wert
- Zähigkeit (Viskosität)
- Teilchengrößen

Nicht messbare Vorgaben sind zum Beispiel:
- ○ Identität (Richtigkeit der untersuchten Materialien)
- ○ Aussehen
- ○ Geruch
- ○ Funktion (z. B. Sprühfähigkeit bei Aerosolen)

Zu den nicht messbaren Vorgaben zählt auch eine GMP-gerechte Arbeitsweise. Auch sie unterliegt in vielen Betrieben einer regelmäßigen Überwachung (z. B. durch Selbstinspektionen).

Wer führt Inprozesskontrollen aus?

Die Durchführung der IPK kann in den verschiedenen Firmen unterschiedlich geregelt sein. Meistens werden die Prüfungen vom Betrieb selbst durchgeführt, oft jedoch gehört dies auch zum Aufgabengebiet der Qualitätskontrolle oder wird wenigstens von ihr beeinflusst und überwacht.

Werden IPK vom Betrieb selbst durchgeführt, so ist darauf zu achten, dass die dokumentierten Messwerte auch der Wirklichkeit entsprechen. Falsch ist es zum Beispiel, zunächst das Gewicht von Tabletten zu bestimmen, anschließend die Maschine neu einzustellen und erst die danach bestimmten Tablettengewichte in das Messblatt einzutragen! Ein echtes Bild der Chargenqualität ergibt sich nur, wenn die Messwerte *vor* und *nach* einer Korrektur eingetragen werden!

Das Aufschreiben der Werte geschieht entweder in Form einer Tabelle, d. h. als Zahlenwerte, oder auch graphisch. In diesem Fall werden in einem Diagramm mit vorgegebenen Mittel- und Grenzwerten alle Messwerte als Punkte oder Kreuze eingetragen. In dieser übersichtlichen Form gewinnt man ein gutes Bild des gesamten Prozessverlaufs (Abb. 105, S. 184).

Moderne Maschinen enthalten oft schon eingebaute Geräte und Systeme zur Qualitätsüberwachung und Maschinensteuerung (Abb. 106, S. 185). Sie kontrollieren z. B. Temperaturen und Drucke, schreiben sie auf und regeln die Maschine entsprechend nach. Auch Gewichte (Tabletten, Kapseln) können regelmäßig automatisch überwacht und statistisch ausgewertet werden. Werden die vorgegebenen Toleranzen überschritten, gibt die Maschine einen Alarm und verzeichnet das Ereignis als Besonderheit im Messprotokoll. Oft werden die Tabletten oder Kapseln mit abweichendem Gewicht gleich ausgesondert.

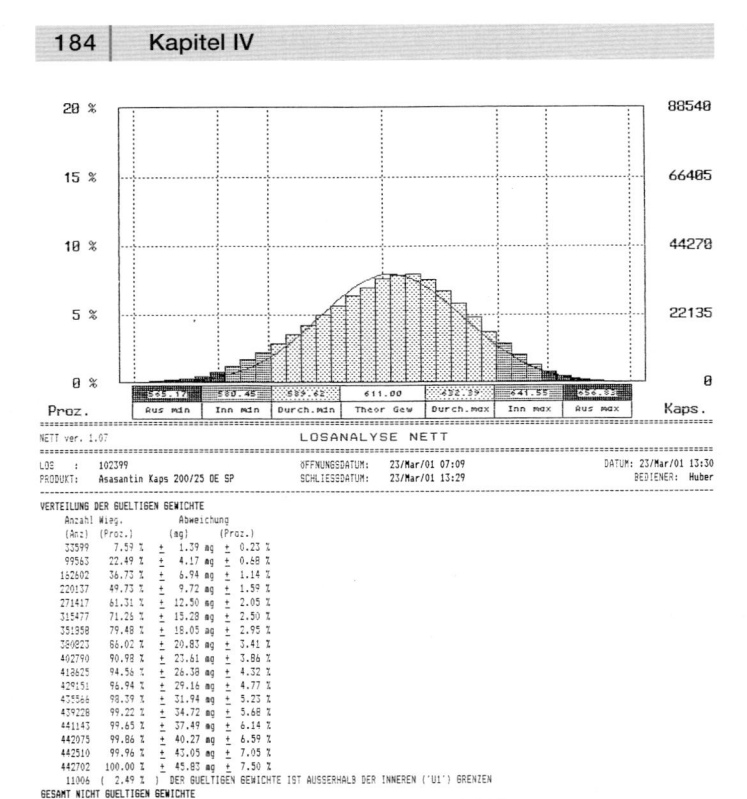

Abb. 105: Grafische Aufzeichnung von Tablettengewichten.

Wo sind Kontrollen wirkungslos?

Die Qualität eines Arzneimittels wird nicht allein dadurch gewährleistet, dass man eine möglichst große Zahl von Prüfungen und Kontrollen durchführt. Eine ganze Reihe von Mängeln kann man durch Prüfungen nur sehr schwer erfassen. Zum Beispiel sind Verunreinigungen durch andere Produkte, die etwa vorher auf der gleichen Maschine hergestellt wurden, oft nur schwer zu entdecken. Einzelne Fremdtabletten in einer großen Charge, durch Unsauberkeit eingeschleppte Mikroorganismen oder ungleichmäßige Mischungen können ebenfalls durch die Maschen eines Kontrollnetzes schlüpfen. Des-

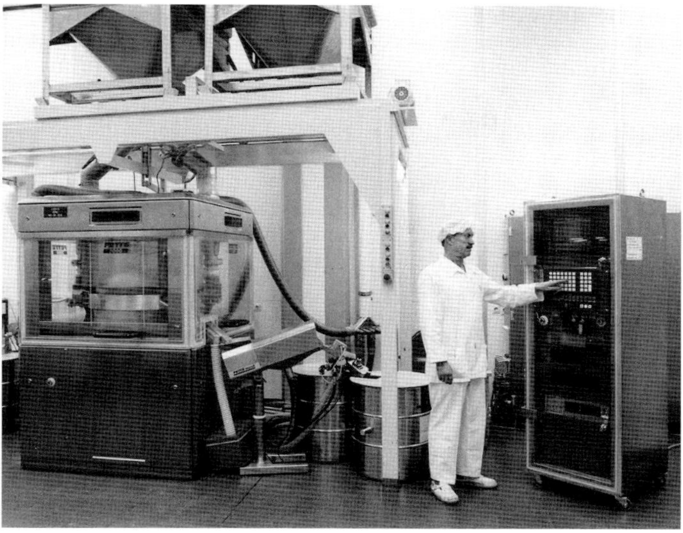

Abb. 106: Selbstregelnde Tablettenpresse.

wegen spielt das Qualitätsbewusstsein jedes einzelnen Mitarbeiters eine große Rolle: Jeder ist aufgerufen, an seinem Arbeitsplatz dafür zu sorgen, dass Risiken und Fehlermöglichkeiten gar nicht erst aufkommen.

Welche Wege führen zu qualitätsbewusstem Arbeiten?

Es ist sicher, dass derjenige, der selbst einen Prozess durchführt, genauer über dessen Tücken – und damit auch über Fehlerquellen – Bescheid weiß als etwa seine Vorgesetzten. Es ist daher wichtig, dass er auch in die Bearbeitung von Qualitätsfragen einbezogen wird. Umgekehrt ist es aber genauso wichtig, dass jeder einzelne von sich aus auf bestehende Qualitätsprobleme hinweist.

9. Wenn ein Fehler geschehen ist ...

Jedem Menschen kann ein Fehler unterlaufen. Was aber hat man zu tun, wenn es einmal wirklich geschehen ist?

Auf jeden Fall vier Dinge:
- ○ Maschine abstellen
- ○ Vorgesetzten unterrichten
- ○ Sperrung des Materials veranlassen
- ○ Fehler im Herstellungsprotokoll (Herstellungsbericht) festhalten

Das Schlimmste, was man tun kann, ist, den Fehler zu vertuschen, denn dann verlässt fehlerhaftes Material den Betrieb und kann ernste Zwischenfälle herbeiführen.

Allerdings muss deutlich gesagt werden, dass es Aufgabe des Vorgesetzten ist, durch sachliche Behandlung von Fehlern dafür zu sorgen, dass jeder Mitarbeiter ein Versehen ohne Scheu berichten kann. Ein guter Vorgesetzter wird dem Mitarbeiter, der den Fehler berichtet, keinen Tadel entgegenbringen, sondern versuchen, sich gemeinsam mit ihm zu beraten, wie der aufgetretene Fehler in Zukunft vermieden werden kann. Durch gemeinsam erarbeitete Maßnahmen kann die Sicherheit bei der Arzneimittelproduktion wirksam verbessert werden (Abb. 107).

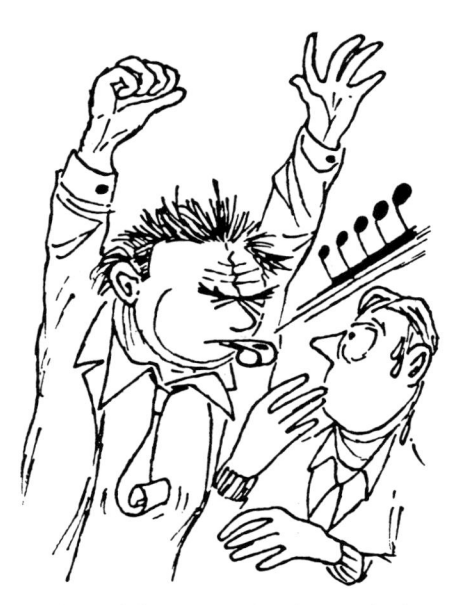

Abb. 107: Wenig erfolgversprechende Methode zur Behandlung von Fehlern.

V. Industrie und Mensch

1. Die Pharmaindustrie

Bedeutung der deutschen Pharmaindustrie

Die deutsche Pharmaindustrie blickt auf eine sehr lange und erfolgreiche Tradition in der Entwicklung neuer Arzneimittel zurück – nicht umsonst wurde Deutschland lange Zeit als „Apotheke der Welt" bezeichnet.

In der Bundesrepublik Deutschland gibt es ca.

- 1 000 Unternehmen der pharmazeutischen Industrie

mit etwa

- 113 000 Beschäftigten (ohne Mitarbeiter im Ausland), die pharmazeutische Erzeugnisse herstellen.

In diesen Betrieben wurden im Jahr 2006 Arzneimittel im Werte von

- 23,8 Milliarden Euro

gefertigt. Damit gehört Deutschland zu den größten Pharmaproduzenten der Welt. Seit Jahren steigt die Exportquote ständig und erreichte im Jahre 2006 55 Prozent. So gehört die Bundesrepublik auch zu den weltweit wichtigsten Arzneimittelexporteuren.

Über die Zahl der Arzneimittel in der Bundesrepublik gibt es unterschiedliche Angaben.

In dem Arzneimittelverzeichnis „ROTE LISTE®" der Verbände der deutschen Pharmaindustrie sind 2007 rund

- 8 800 verschiedene Arzneimittel

aufgeführt. Etwa 2 000 davon machen 90 % des deutschen Apotheken-Umsatzes aus. Die anderen sind jedoch nicht überflüssig, es handelt sich beispielsweise um Präparate gegen seltener auftretende Krankheiten, die bereitgehalten werden müssen.

Jeder Arzt verordnet, entsprechend seiner ärztlichen Fachrichtung, zwischen 300 und 500 Medikamente in seiner Therapie.

Forschung und Entwicklung in der Pharmaindustrie

Die forschende Pharmaindustrie muss einen hohen Aufwand betreiben. Sie wendet in der Bundesrepublik Deutschland durchschnittlich rund

- 18,5 % ihres Umsatzes

für Forschung und Entwicklung auf, das waren im Jahre 2006 rund 4,3 Milliarden Euro.

Wofür wird das Geld verwendet?

Die Erforschung und Entwicklung eines Arzneimittels mit einem neuen Wirkstoff dauert durchschnittlich 10 bis 12 Jahre. Die Kosten, die in dieser Zeit durch unzählige Tests, Prüfungen und fortwährende Kontrollen auf das neue Medikament entfallen, betragen bis zu 870 Millionen Euro. Die Erfolgsquote bei der Entwicklung eines neuen Arzneimittels beträgt ca. 1 : 10 000. Das heißt, von mindestens 10 000 untersuchten Substanzen entspricht nur eine einzige hinsichtlich Wirksamkeit und Sicherheit den Anforderungen, die an ein neues Arzneimittel gestellt werden.

Nutzen von Arzneimitteln

Mit Medikamenten können heute Siechtum und Invalidität in einer Weise bekämpft werden, die noch vor wenigen Jahrzehnten undenkbar war.

Neue Produkte, qualitativ verbesserte vorhandene Arzneimittel und die im Vergleich zu anderen Behandlungsformen niedrigeren Preise begünstigen die Anwendung von Medikamenten.

In den Industrieländern hat sich in den letzten 100 Jahren die Lebenserwartung der Menschen nahezu verdoppelt, sie liegt deutlich über 70 Jahren.

Arzneimittel tragen dazu bei, persönliches Leid dadurch zu verhindern, dass Todesfälle vermieden beziehungsweise Krankheiten geheilt oder erträglicher gemacht werden.

Vor der Einführung wirksamer Arzneimittel starb im Jahre 1927 noch jeder fünfte an Infektionskrankheiten, 1987 ist es nur noch jeder hundertste.

Darüber hinaus aber haben Arzneimittel auch große volkswirtschaftliche Bedeutung, weil sie durch Verkürzung von Krankheiten sowohl Krankheitskosten als auch Einkommensausfälle erheblich vermindern.

Wissenschaftliche Untersuchungen belegen, dass es dabei um Einsparungen von vielen Milliarden Euro geht.

Arzneimittelverbrauch heute

Die Entwicklung des Arzneimittelverbrauchs und des Wohlstands sind ganz wesentlich miteinander verknüpft. Der wachsende Lebensstandard schafft auf der einen Seite die materiellen Voraussetzungen für höhere Gesundheitsausgaben; er hat andererseits einen höheren Bedarf an Gesundheitsfürsorge und -vorsorge und damit auch an Medikamenten zur Folge.

Ursachen dieser Entwicklung sind die mit dem wachsenden Wohlstand verbundenen Begleiterscheinungen wie höherer Genussmittelverbrauch, falsche Ernährung, wachsende Belastungen am Arbeitsplatz wie in der Freizeit und umweltbedingte Gesundheitsgefahren. Eine ebenfalls immer größere Rolle spielen die höhere Lebenserwartung und das Auftreten altersbedingter Verschleißerscheinungen (Tab. 2).

Tabelle 2.

Jahr	Lebenserwartung eines Neugeborenen in Jahren	Todesfälle durch Infektionskrankheiten auf 100 000 Einwohner
1875	37	800
1900	46	350
1955	66	60
1975	71	ca. 10
1987	75	ca. 8

2. Der Mensch in der Arbeitswelt

(1) Betriebsverfassungsgesetz (BetrVG)

Das BetrVG regelt
- die Aufgaben und Befugnisse der Arbeitgeber, des Betriebsrates und seiner Ausschüsse, der Jugendvertretung sowie der Betriebsversammlung,
- die Grundsätze für die Zusammenarbeit zwischen Arbeitgeber und Betriebsrat und
- die Mitwirkung und Mitbestimmung der Arbeitnehmer.

Der Betriebsrat ist die Vertretung der Arbeitnehmer und nimmt deren Rechte gegenüber dem Arbeitgeber wahr.

Ein Betriebsrat wird in Betrieben mit mindestens fünf ständigen wahlberechtigten Arbeitnehmern auf drei Jahre gewählt. Wahlberechtigt sind alle Arbeitnehmer über 18 Jahre, wählbar alle Wahlberechtigten, die sechs Monate dem Betrieb angehören.

Die Zahl der Betriebsratsmitglieder ist im BetrVG nach der Betriebsgröße (gemessen an der Anzahl der Arbeitnehmer) festgelegt. Arbeiter und Angestellte müssen entsprechend ihrem zahlenmäßigen Verhältnis im Betriebsrat vertreten sein.

Der Betriebsrat hat allgemeine Aufgaben, nämlich
- darüber zu wachen, dass die zugunsten der Arbeitnehmer geltenden Gesetze, Verordnungen, Vorschriften, Verträge und Vereinbarungen eingehalten werden;
- Maßnahmen, die dem Betrieb und der Belegschaft dienen, beim Arbeitgeber zu beantragen;
- Anregungen von Arbeitnehmern und der Jugendvertretung entgegenzunehmen und – falls sie berechtigt sind – auf eine Verwirklichung hinzuwirken;
- die Eingliederung Schwerbeschädigter und sonstiger besonders schutzbedürftiger Personen zu fördern;
- die Wahl einer Jugendvertretung vorzubereiten und durchzuführen und mit dieser eng zusammenzuarbeiten;
- die Beschäftigung älterer Arbeitnehmer im Betrieb zu fördern;
- die Eingliederung ausländischer Arbeitnehmer im Betrieb und das Verständnis zwischen ihnen und den deutschen Arbeitnehmern zu fördern.

Der Betriebsrat gestaltet die betriebliche Ordnung mit. Hierbei handelt es sich insbesondere um
- das Unterrichtungs- und Beratungsrecht bei der Gestaltung von Arbeitsplatz, Arbeitsablauf und Arbeitsumgebung sowie bei der Personalplanung;
- die Mitwirkung und Mitsprache bei Einstellungen, Ein- und Umgruppierungen, Versetzungen und Kündigungen sowie bei Bildungsmaßnahmen;
- die Mitbestimmung in sozialen Angelegenheiten;
- die Beteiligung in wirtschaftlichen Angelegenheiten.

Die besonderen Belange der jugendlichen Arbeitnehmer (unter 18 Jahre) nimmt die Jugendvertretung wahr.

Sie wird in Betrieben gewählt, in denen mindestens fünf Jugendliche beschäftigt sind.

(2) Tarifvertrag

Ein Arbeitgeber oder ein Arbeitgeberverband auf der einen Seite und eine Gewerkschaft auf der anderen Seite sind beim Abschluss eines Tarifvertrages Tarifpartner.

Sie handeln einen Tarifvertrag aus. Dieser enthält

a) die allgemeinen Arbeitsbedingungen, die für mehrere Jahre gleich bleiben (Rahmen- oder Manteltarif); dazu gehören:
- Arbeitszeit
- Mehrarbeit
- Sonn- und Feiertagsarbeit
- Urlaub
- Verdienstsicherung
- Bestimmungen über Beilegungen von Streitigkeiten

b) den Entgelttarif, der in der Regel nur ein Jahr Gültigkeit hat.

Er reiht die Arbeitnehmer nach ihrer Ausbildung und Tätigkeit in Gruppen ein und legt die einzelnen Lohn- und Gehaltssätze und die Zuschläge sowie die Ausbildungsvergütungen fest.

Für die Pharmaindustrie der Bundesrepublik Deutschland gilt seit 1988 der Bundesentgelttarif für die chemische Industrie. Darin ist in der Pharmaindustrie die Trennung zwischen Lohn und Gehalt und damit zwischen Lohn- und Gehaltsempfängern aufgehoben. (Lediglich in Fragen der Rentenversicherung wird diese Unterteilung der unterschiedlichen Versicherungsträger wegen beibehalten.)

Die Tarifpartner sind verpflichtet, für die Erfüllung des Tarifvertrages zu sorgen.

(3) Schutz der menschlichen Arbeit

Die menschliche Arbeitskraft wird durch Arbeitsschutzgesetze erhalten und geschützt. Dazu gehören Gesetze (auch Verordnungen und Vorschriften) über:
- Gesundheits- und Unfallschutz
- Arbeitszeitschutz
- Kündigungsschutz
- Frauen- und Mutterschutz
- Jugendarbeitsschutz
- Behindertenschutz

Die Unternehmer sind verpflichtet, für die Einhaltung der Bestimmungen zu sorgen.

Die Berufsgenossenschaften haben die Aufgabe, den Arbeitsschutz in den Betrieben zu fördern und zu sichern.

(4) Sozialversicherung

Die Sozialversicherung ist eine vom Gesetz vorgeschriebene Versicherung.

Ihr Sinn ist, den arbeitenden Menschen bei Krankheit, Unfall, Erwerbsunfähigkeit und Arbeitslosigkeit und bei deren Folgen zu helfen. Dazu gehören auch vorbeugende und die Arbeitskraft wiederherstellende Maßnahmen. Weiter werden eine Altersversorgung und der Unterhalt der Familie bei Notfällen ermöglicht. Unter dem Begriff Sozialversicherung sind folgende Versicherungszweige zusammengefasst:

- ○ Krankenversicherung
- ○ Rentenversicherung
- ○ Arbeitslosenversicherung
- ○ Unfallversicherung
- ○ Pflegeversicherung

An den Beiträgen zur Kranken-, Renten- und Arbeitslosenversicherung beteiligen sich Arbeitnehmer und Arbeitgeber zu gleichen Teilen, die Unfallversicherungsbeiträge zahlt das Unternehmen. Seit 1995 sind außerdem alle diejenigen, die krankenversichert sind, pflichtversichert in der Sozialen Pflegeversicherung. Die Beiträge werden zu gleichen Teilen vom Arbeitgeber und Arbeitnehmer bezahlt.

3. Arbeitsentgelt

Begriff „Entgelt"

Für die Pharmaindustrie in der Bundesrepublik Deutschland gilt seit 1988 eine tarifliche Vereinbarung, nach der die Arbeitnehmer ein Arbeitsentgelt bekommen.

Mit dem Begriff Entgelt werden in der Pharmaindustrie die alten Bezeichnungen Lohn und Gehalt abgelöst. Der Begriff „Lohn" und die daraus abgeleiteten Begriffe wie zum Beispiel Entlohnung, Lohnsteuerkarte, Nominallohn und Reallohn sind jedoch deshalb nicht generell überholt, sie werden weiter verwendet und müssen auch hier Anwendung finden.

Zusammensetzung des Entgelts

Man unterscheidet zwischen Bruttoentgelt und Nettoentgelt. Das Bruttoentgelt (brutto = ohne Abzug) ist das Grundentgelt mit eventuellen Zulagen, Zuschlägen oder Zuwendungen. Es kommt nicht zur Auszahlung, denn von ihm müssen bestimmte Abzüge vorgenommen wer-

den. Zieht man vom Bruttoentgelt Steuern und Sozialabgaben ab, ergibt sich das Nettoentgelt (netto = nach Abzug). Dazu können noch persönliche Abzüge kommen, zum Beispiel vereinbarte Sparbeiträge.
Die folgende Aufstellung soll das veranschaulichen.

Grundentgelt	Tarifliches Entgelt
+ Zulagen	z. B. Leistung Erschwernis Familie
+ Zuschläge	Sonntags- Überstunden Nachtarbeit (wenn sie anfallen)
+ Zuwendungen	z. B. Weihnachtsgeld
= Bruttoentgelt	
− Steuern	Lohn Kirche
− Sozialabgaben	Sozialversicherungsbeiträge (Arbeitnehmeranteil)
= Nettoentgelt	
− sonstige Abzüge	z. B. Rückzahlung von Vorschüssen Sparbeiträge
= Ausgezahltes Entgelt	

Schema 7: Zusammensetzung des Entgelts.

VI. Quellennachweis

Die Vorlagen für die Abbildungen wurden freundlicherweise zur Verfügung gestellt von:

Bayer AG, Leverkusen
(Abb. 13, 15, 18, 19, 22, 24, 25, 27, 28, 30, 36, 41, 42, 44, 47, 50, 55, 57, 58, 60, 61)

Boehringer Ingelheim Pharma KG, Ingelheim/Rhein
(Abb. 84, 86, 98, 104, 105, 106)

Capsugel, Basel (Schweiz)
(Abb. 33, 34)

ECV · Editio Cantor Verlag, Aulendorf
(Abb. 37; Czetsch-Lindenwald/Fahrig, Arzneikapseln, ECV · Editio Cantor Verlag, Aulendorf [1962])

IMA Germany GmbH, Köln
(Abb. 10)

IWK Verpackungstechnik GmbH, Stutensee
(Abb. 74)

Krewel-Werke GmbH, Eitorf
(Abb. 77)

Linhardt GmbH & Co. KG, Viechtach
(Abb. 1)

LTS Lohmann Therapie Systeme AG, Andernach
(Abb. 6, 7, 9, 72)

Pago Etikettiersysteme GmbH, Aichtal
(Abb. 67)

Sarong SpA, Reggiolo (Italien)/Propack & Verpackungstechnik GmbH, Karlsruhe
(Abb. 32)

R. P. Scherer GmbH, Eberbach/Baden
(Abb. 38; Die Kapsel im Dienst der Medizin, S. 40)

Die übrigen Abbildungen wurden aus der 6. Auflage des Pharma-Werker übernommen; Fotos Hans E. Laux und Paul Sägmüller (Boehringer Ingelheim Pharma KG)

VI. Fachwörterverzeichnis
(soweit nicht schon im Text erklärt)

Abweichungen	Verlassen eines vorgeschriebenen Ablaufs oder eines etablierten Standards (engl. Deviations)
alkalisch	laugenhaft
Alkaloide	meist kompliziert gebaute und basisch (alkaliähnlich) reagierende Naturstoffe, die Stickstoff enthalten
Analyse	Untersuchung, Ermittlung der Einzelbestandteile von zusammengesetzten Stoffen
Analytik	Untersuchungskunde
Analytisches Labor	Labor, das Untersuchungen durchführt
Antibiotikum	Stoff, der ähnlich wie Penicillin Mikroorganismen tötet (Mehrzahl: Antibiotika)
Applikation	Anwendung, Verabreichung
aseptisch	unter Ausschluss von Mikroorganismen – aseptisches Arbeiten im Sterilraum
Attest	Gutachten, Zeugnis
Banderole	Verschlussband
CAPA	Corrective Actions and Preventive Actions (aus dem Engl.) – Korrekturmaßnahmen und Vorbeugemaßnahmen – Summe aller Maßnahmen, die nach Auftreten von Abweichungen ergriffen werden sollen
Destillieren	Verdampfen (beispielsweise Wasser) und anschließendes Verflüssigen des Wasserdampfes – Kalk, Minerale und Bakterien werden so entfernt
DIN	Deutsches Institut für Normung
dokumentieren	in einem Dokument (z. B. Herstellungsprotokoll) festhalten
Dosierung	Zumessen einer bestimmten Menge; häufig Angabe über einzunehmende Arzneimittelmengen
Eichung	amtlicher Vorgang, bei dem die Übereinstimmung eines Messgerätes mit der Eichordnung festgestellt und dies durch Stempelung bestätigt wird
Emulgator	Mittel, das die Bildung einer Emulsion erleichtert

emulgieren	feines Verteilen zweier miteinander nicht mischbarer Flüssigkeiten ineinander
entmineralisieren	Entfernen von Kalk und anderen Mineralien (Salzen) aus dem Wasser ohne Destillation
E-Wasser	entmineralisiertes Wasser
Experiment	Versuch
Extrakt	Auszug aus pflanzlichen oder tierischen Stoffen
exzentrisch	außerhalb des Mittelpunktes liegend
FDA	Food and Drug Administration – Arzneimittelbehörde der USA
FMEA-Analyse	Fehlermöglichkeits- und Einflussanalyse – gezielte Betrachtung von möglichen Fehlern und deren Auswirkungen auf das Produkt; wird vorbeugend z. B. bei der Auslegung einer Anlage angewandt
Fotozellen	Lichtempfindliche Messfühler, sie dienen zur Steuerung von Arbeitsgängen (Zählen, Kontrollieren, Ein- und Abschalten von Maschinen)
Friabilität	Rollverschleiß
Galenik	Lehre von Arzneiformen
Galenisches Labor	Labor zur Entwicklung von Arzneiformen
Gel	meist wasserhaltige Gallerte
Granulat	gekörnte Substanz
homogenisieren	innig vermischen
Hygieneplan	Beschreibung aller Maßnahmen der Personalhygiene (Bekleidung, Verhaltensvorgaben, Körperhygiene) und der einzelnen Reinheitsklassen im Betrieb
Infektion	Ansteckung durch Krankheitserreger
injizieren	einspritzen
intramuskulär (i.m.)	ins Innere des Muskels
intravenös (i.v.)	in die Vene hinein
isolieren	abschließen, absondern
justieren	korrigieren eines Messgerätes
kalibrieren	Anzeige eines Messgerätes mit der eines geeichten Standards vergleichen
kaschieren	der Druckbogen wird auf einen zweiten Bogen aufgeklebt (Papier/Papier; Papier/Folie)
Keramik	durch Brennen von Ton gewonnenes Material
Klinische Prüfungen	überwachte Arzneimittelprüfungen in Prüfzentren unter ärztlicher Aufsicht (z. B. Krankenhaus
Konzentration	Mengenanteil eines Stoffes in einem Gemisch

Fachwörterverzeichnis | 197

Kombination	Zusammenstellung (z. B. von Wirkstoffen)
komprimieren	pressen, verdichten
Kontamination	Unerwünschte Verunreinigung durch einen anderen Stoff oder mikrobieller Art
Laboratorium (Labor)	Arbeits- und Forschungsstätte für biologische, chemische, physikalische und technische Versuche
Latex	Klebematerial, Gummimilch (z. B. Tubenabdichtung)
Matrize	Hohlform
Membran	dünnes Häutchen, Folie; manche Filter bestehen aus Membranen (Sterilfiltration)
Menthol	Hauptbestandteil des Pfefferminzöles
Mikrobiologie	Wissenschaft der Kleinstlebewesen wie z. B. Bakterien
Mikroorganismen	Kleinstlebewesen, oft Krankheitserreger
Mikroskop	optisches Vergrößerungsgerät
Milieu	Umgebung, Umwelt
Minerale	Salze
Morphin	Hauptalkaloid des Opiums (Schmerzlinderungsmittel)
OOS-Result	Out of specification-Resultat (aus dem Engl.) – die Resultate der Laboranalyse liegen außerhalb der Spezifikation
OPC-Ampulle	an einer Stelle angeritzte Ampulle, deren Oberteil ohne Gebrauch einer Ampullenfeile abzubrechen ist
oral	durch den Mund
Organische Chemie	Chemie der Kohlenstoffverbindungen
Pellets	kleine Kügelchen
Pharmakologe	Wissenschaftler, der die medizinischen Wirkungen von Arzneimitteln untersucht
Pharmakologie	Lehre der Arzneimittelwirkungen
Pharmazentralnummer	bundesweit einheitliche Artikelnummer, unter der eine Packungsgröße eines bestimmten Fertigarzneimittels zwischen Hersteller, Großhandel und Apotheke gehandelt wird; auf den Faltschachteln meist als Barcode aufgedruckt
Pharmazie	Lehre von der Zubereitung der Arzneimittel
Phase	1. bei einem Arbeitsvorgang: Abschnitt, Stufe 2. bei Emulsionen, Suspensionen: einer der beiden nicht miteinander mischbaren (oder löslichen) Anteile (z. B. Wasserphase, Ölphase, Feststoffphase)
Pilferproof	Verschluss mit Originalitätssicherung (Ring, der bei Gebrauch abgetrennt wird)
porös	durchlässig

Protokoll	Aufschreibung eines Vorgangs
Qualifizierung	Nachweis der einwandfreien Funktion eines Gerätes
rektal	durch den Mastdarm
Repräsentant	offizieller Vertreter
Resistenz	Widerstandsfähigkeit
Retard-Präparate	Präparate, deren Wirkstoffe verzögert über einen bestimmten Zeitraum freigegeben werden
Rezept	Arzneiverordnung, -verschreibung
Rezeptur	Zubereitung von Arzneimitteln nach Rezept
Rill-Linie	ermöglicht das Abbiegen des Kartons (Faltschachtelherstellung)
RLT-Anlage	raumlufttechnische Anlage
Rückstellmuster	Muster einer Charge, die zum Zwecke der späteren Nachprüfung auch nach Abschluss der Charge über die Laufzeit hinweg aufbewahrt werden
schweißen	Kunststoffe (z. B. Folien) werden unter Wärme erweicht und unter Druck miteinander verbunden
siegeln	beschichtete Materialien werden bei hohen Temperaturen unter Druck miteinander verbunden
Spezifikation	Beschreibung aller Qualitätsanforderungen, denen ein Ausgangsstoff oder ein Arzneimittel entsprechen muss
Spreitbarkeit	Fähigkeit eines Stoffes, sich auf Oberflächen auszubreiten
Statistik	Methode zur gezielten Auswertung von Zahlenmaterial
Stellenbeschreibung	in den GMP-Regeln und der AMWHV geforderte Beschreibung der Aufgaben, Kompetenzen und Verantwortlichkeiten insbesondere von Mitarbeitern in wichtigen Funktionen
Strichcode (Barcode)	aus Strichen unterschiedlicher Dicke bestehender material- oder gebindespezifischer Code, der mit Scannern zur Identifizierung gelesen werden kann
subkutan (s.c.)	unter die Haut
Substanz	chemischer Stoff
suspendieren	aufschwemmen
Synthese	Aufbau einer chemischen Verbindung durch Reaktion zwischen einfacheren Ausgangsstoffen
Technikum	Entwicklungsstätte für technische Verfahren
Test	Untersuchung, Prüfung
Therapie	Heilbehandlung
Umkehrosmose	besonderes Verfahren zur Gewinnung von gereinigtem Wasser

Fachwörterverzeichnis | 199

ultraviolett	unsichtbares, energiereiches Licht, im Regenbogen an das Violett anschließend
Vagina	weibliche Scheide
Validierung	umfasst die Überprüfung aller Verfahrensschritte, um sicherzustellen, dass die Präparate reproduzierbar hergestellt werden können
VA-Stahl	nicht rostender Stahl
Vibrator	Schwingförderer, Fördergut (Stopfen, Tabletten) wird durch schnelle Schwingung der Unterlage vorwärts transportiert
Viskosität	Zähigkeit
Volumen	Rauminhalt
Zugriffsberechtigung	Berechtigung eines Mitarbeiters zum Zugriff auf in einem Computersystem gespeicherte Dateien oder Daten; wichtig z. B. bei computergestützten Anlagen in Produktion oder Labor
Zulassung	Fertigarzneimittel müssen behördlich zugelassen sein und sind durch eine Zulassungsnummer (Zul.-Nr.) gekennzeichnet

VIII. Stichwörterverzeichnis

Abfall	38, 138
Abfüllmaschinen	124, 128, 129, 131
Abfülltrichter	128
Abkochungen	29
Abluftkanäle	144
Abnahme	148
Absaugeinrichtungen	156
Absaugungen	164
Absoluter Nullpunkt	103
Abstandhalter	125
Abwasser	38
Aerosoldosen	27, 118
Aerosole	27, 132
Herstellen	132
Verpacken	132
Alkohol	29, 142
Aluminium	118
Aluminiumdosen	118
Aluminiumfolien	119, 123, 126
verstärkte	114
Aluminiumtuben	118, 128
Ampere	104
Ampullen	26, 47, 106, 116
Befüllen	51
Dichtigkeit	53
Herstellung	49
Reinigung	49
Sterilisieren	49
Verpacken	134
Verschließen	51
Zwiebel	47
Andecken	94
Anlaufverluste	38
Ansatzkessel	65, 69
Antioxidantien	62
Anweisungen	147
Arbeitgeber	189
Arbeitgeberverband	190
Arbeitnehmer	189
Arbeitsanweisungen	16, 144, 152
Arbeitsentgelt	192
Arbeitskleidung	48, 57, 152
Arbeitslosenversicherung	192
Arbeitsschutzgesetze	191
Arzneiformen	23
Entwicklung	31

Stichwörterverzeichnis

Arzneimittel 11, 141,	187
Einführung	37
Entwicklung 13, 30, 35,	188
Nebenwirkungen 12,	14
Produktion	35
Qualität	14
Verpackung	112
Vertrieb	13
Wirkung	11
Zulassung 13,	37
Arzneimittelgesetz 13,	33
Arzneimittel- und Wirkstoffherstellungs-	
verordnung (AMWHV) 13,	14
Arzneimittelverbrauch	189
Arzneimittelverzeichnis	187
Aseptische Herstellung 56, 142,	177
Atmosphäre	102
Aufbrennampullen	51
Aufdragieren	97
Aufgabevorrichtung	124
Aufgüsse	29
Aufziehen	97
Augenarzneien	67
Halbfeste Zubereitungen (Salben, Cremes, Gele)	67
Augenbäder	67
Augentropfen	67
Ausbeuteberechnung 148, 151,	170
Ausdampfen	145
Ausgangsstoffe	147
Aussortieren von Ausschuss	90
Autoklav 51,	55
Bakterien	140
Bakteriengift	179
Bar	102
Behälter, Behältnis 113, 115, 120, 122, 124,	167
Belüftungsanlagen, -system 166,	177
Berufsgenossenschaften	191
Betriebsanweisungen 16,	39
Betriebshygiene	142
Betriebsrat	189
Betriebsverfassungsgesetz	189
Betriebsversammlung	189
Bindemittel 79,	84
Bioindikatoren	55
Biotechnologie	36
Blister	118
Blisterpackung	123
Brausetabletten 24,	78
Brikettieren	87
Bruttoentgelt	192
Bubblepoint-Test	179
Buccaltabletten	24
Bulkware 167,	171
Bündel	121
Bundesinstitut für Arzneimittel	
und Medizinprodukte (BfArM) 13, 33,	34
Bundesentgelttarif für die chemische Industrie	191

Stichwörterverzeichnis

Celsius	103
Charge(n) ... 137, 146, 157, 171,	182
-bezeichnung ... 125, 129,	173
-dokumentation	151
-nummer	150
-qualität	183
Checklisten ... 147,	172
CIP-Reinigung (Cleaning In Place) ... 131,	145
Codeleser	169
Computer in der Produktion	180
Content Uniformity	17
Cremes ... 28, 56, 62,	63
Herstellung	65
Crosscontamination ... 153,	164
Dampfsterilisation	180
Deckeln	91
Deklaration von Helsinki	32
Desinfektion ... 48, 58, 142, 162,	175
Desinfektionsmittel ... 142,	177
Dichte	110
Dichtigkeit	133
Dichtungen	144
Direktgießverfahren ... 70,	127
Direkttablettierung	80
Dokumentation, Dokumentieren ... 15,	173
Doppelfalz	129
Doppelkontrollen	149
Dosieraerosole	27
Dosiereinrichtungen	144
Dosierfüller	130
Dosierfüllung	130
Dosierkammer	27
Dosierventile	119
Dragees ... 24,	92
Herstellen ... 92,	164
Hülle ... 92,	94
Kerne	94
Schichten	93
Schichtenfolge	93
Verpacken	122
Dragieren, Dragierung	92
Dragierflüssigkeit	97
Dragierkessel ... 97,	99
Dragierprozess	93
Isolierung	94
Polierung	94
Sirupdragierung	94
Suspensionsdragierung	94
Dragiersirup	92
Dreifachfalz	129
Dreiwalzenstuhl	66
Drogen	28
Druck	102
Druck-Dreh-Verschlüsse	114
Druckabfüllung	133
Druckfestes Behältnis	132
Druckfestigkeit ... 104,	106

Stichwörterverzeichnis | 203

Druckgasbehälter	132
Druckgaspackung	132
Druckgasverordnung	132
Druckhalte-Test	179
Druckluft	171
Durchdrückpackungen 117, 118,	122
Durchdrückstreifen	118
Düse	27
EG-Leitfaden einer Guten Herstellungspraxis für Arzneimittel 13,	14
Einfrieren	60
Einkleideverfahren	175
Einmalspritzen	47
Einwaage 80, 82,	153
Emulgatoren 28, 45, 62,	63
Emulsionen 28, 40, 45, 63,	162
Herstellung	46
Öl-in-Wasser-Emulsionen	45
Wasser-in-Öl-Emulsionen	45
Endotoxine	174
Endverpackung	121
Entstaubungsgerät	89
Ethik-Kommission	32
Etiketten 82, 113, 120, 124, 139, 155,	157
Etikettiermaschine	124
European Medicines Agency (EMEA) 13,	34
Extrakte	28
Exzenterpresse	88
Faltschachteln 113, 120,	125
Falzarten	129
Fehlchargen	38
Fehleinwaage 155,	156
Fehler	185
Fette	63
Fettsalben	63
Feuchte	107
relative	108
Feuchtgranulierung, -granulation 80,	83
Feuchthaltemittel	66
Feuchtigkeit 140, 143, 159, 160,	161
Filmbildner 95,	99
Filmtabletten 24, 92, 95,	100
Hülle	95
Filmüberzüge 95,	96
Filter 38, 43,	160
Kerzenfilter	44
Mehrschichten-Filter	43
Membranfilter	44
Filterplatten	43
Filterpressen	43
Filtrieren	64
Fläche	102
Flansche	143
Flaschen 116, 117,	122
Flattermarken	170
Fließregulierungsmittel 74, 79,	85

Stichwörterverzeichnis

Flüssigextrakte	29
Flüssigkeiten	40
Abfüllen	158
Herstellen	158
Formtrennmittel	79
Forschung und Entwicklung	188
Forschungslabor	37
Freigaberegelung	152
Fremdstoffteilchen	50
Friabilität	108
Fülldüse	129
Füllmengen	130, 173
Füllmittel	74, 79
Füllschuh	88
Fülltrichter	88
Füllstoffe	92
Füllvolumen	106
Funktionsprüfung	19
Galenik	35, 37
Galenische Entwicklung	31
Gase	38
Gefahrstoffe	39
Aufbewahrung, Lagerung	39
Gefahrstoffverordnung	39
Gefriertrocknung	59
Gegenkontrolle	147, 154, 156, 158, 163, 165, 172
Gehalt	17
Gleichförmigkeit	17
Gelatine	73, 79, 84
Gelbildner	64
Gele	28, 62, 64
Herstellung	66
Genauigkeit	148
Geräte	147
-reinigung	144
Geschichtete Abfüllung/Anordnung	124
Geschwindigkeit	103
Gesundheitsschäden	38
Gewerkschaft	190
Gewicht	102, 105
Durchschnittsgewicht	105
Einzelgewicht	105
Kontrolle	133
Gießkessel	69
Gießtemperatur	69
Gießverfahren	69
Glas	116
-flaschen	130
-röhren	122, 124
Gleichgewichtsfeuchte	108
GMP (Good Manufacturing Practice)	14, 136
GMP-Richtlinien	14
GMP-Schulung	15
Good Manufacturing Practice	14
Granulate	24, 25, 107
Granulation, Granulieren	80, 83, 85, 86, 163
Granulierflüssigkeit	84

Stichwörterverzeichnis

Grenzwerte	89
Gummistopfen 47,	51
Halbfeste Zubereitungen 58,	62
Haftetiketten 120,	124
Hände	152
Handschuhe 141,	175
Härte 104,	106
Hartfett	69
Hartkapseln 25,	73
Haupttrocknung	60
Heißluftsterilisation	180
Heißwasser	51
Heißwasserberieselungssterilisator	51
Heißsiegelung 119,	127
Herstellungsanweisungen . 15, 146, 147, 148, 155, 158,	162
Herstellungsbericht	147
Herstellungsprotokoll 15, 146, 147, 148, 151, 154, 158, 163, 181,	185
Herstellungsvorschrift 15, 19, 31, 35,	82
Herstellverfahren	18
Hilfsstoffe ... 16, 23, 25, 41, 72, 74, 79, 85, 86, 92, 97,	100
Höhe	106
Höhenfüller	130
Homogenisator, Homogenisieren 46, 47, 64, 65,	66
Horden, -bleche, -wagen 84, 94,	167
Hygiene 15, 48, 56,	140
Identität	16
Implantationstabletten	24
Infektionen	56
Informationsbeauftragter	14
Infusionsflaschen 26,	106
Befüllen	51
Infusionslösungen 26,	47
Injektionsflaschen 26,	47
Injektionslösungen 26,	47
Injektionspräparate	174
Innenschutzlack	118
Inprozeßkontrollen 105, 147, 152, 164, 182,	183
Inspektionen	151
IPC-Werte	151
Ist-Werte 147, 148,	150
Jugendvertretung	189
Kakaobutter	69
Kalibrieren 19, 155, 162, 164, 179, 181,	182
Kaltabfüllung	133
Kapseln 25, 68, 73,	97
Abfüllen	75
Entstauben	75
Herstellen	164
Kapselfüllmasse	74
Kapselgrößen	73
Sortieren	76
Verpacken	122
Kartonierautomat, -maschine 129,	135

Stichwörterverzeichnis

Kartons	121
Kautabletten	24
Keime 47, 50, 54, 57, 59, 140, 141, 159,	174
Keimfilter 160,	179
Kelvin	103
Kennzeichnung 91, 132, 138, 146, 152, 154, 156,	171
Kerne	92
Kessel	92
Kilogramm	102
Kilopond	103
Kindersicherheit	114
Kleidung	57
Klinische Prüfungen 32,	37
Phasen 1 bis 4	33
Kolonien (von Mikroben)	140
Kombinationspräparate	21
Kompaktanlagen	51
Kompaktieren	86
Konservierungsmittel 62, 63, 64,	159
Kontrollen 82, 147,	178
Kontrollgeräte	89
Kontrollwaagen 125,	173
Konzentrationen	105
Korrekturen 139, 150,	153
Kraft	103
Krankenversicherung	192
Krankheitserreger	141
Kreislaufwirtschafts- und Abfallgesetz	39
Kreuzkontamination 153,	164
Kreuzperforation	123
Kubikmeter	102
Kunststoff	
-behälter	117
-flaschen	130
-röhren 122,	124
-tuben 128,	129
Labor	30
Lacke	92
Lackierflüssigkeit	96
Lacktabletten 24, 92,	95
Laminar Flow (s. auch LF-Einheit) 56, 59, 129,	176
Länge	101
Langzeitpackung	113
Lebenserwartung	189
Leerkapseln	73
Leistung	104
Leiter der Herstellung	13
Leitungen 159, 160, 161,	163
LF-Einheit (Laminar-Flow-) 48, 57, 59, 176,	177
Liter	102
Lochscheibe 84,	98
Lochwalze	98
Logbücher 145, 153,	162
Lösungen 26, 40,	41
alkoholische	42
Herstellung	42
Lösungsmittel 29,	41

Lösungsvermittler	42
Luftmenge	93
Lutschtabletten	24, 78
Lyophilisation	59
Magensaft	111
Magnesiumstearat	79
Magnetcode	82
Mahlen	72
Maisstärkekleister	84
Maschenweite	109
Maschinen	
-abnahme	146, 148, 163, 169, 171
Kritische Stellen	173
Nachregeln	90
-reinigung	144, 152, 169
-überprüfung	19
Masse	102
Maßeinheiten	101
Materialien	137
Materialnummern	146, 148, 154, 168
Materialreste	153
Matrixtabletten	100
Matrizen	88
Messgeräte	106
Messprotokoll	90
Meter	101
Mikroben	140
Mikrogramm	104
Mikrometer	104
Mikroorganismen	41, 48, 50, 51, 56, 62, 63, 66, 140, 141, 159
Milliliter	102
Millimeter	101
Millisekunde	103
Minute	103
Mischen, Mischung	80, 84, 85, 86, 157
Mitarbeiter	187
Mittelwert (Gehalt)	17
Monatsregel	177
Mundmasken	142
Mundschutz	175
Musternahme	147
Mutual Recognition Procedure (MRP)	34
N1, N2, N3	113
Nachtrocknung	60, 94
Nährmedien	179
Nassleimetiketten	120
Natronlauge	180
Nettoentgelt	193
Newton	103
Normalpackung	113
O/W-Emulsion (Öl-in-Wasser-)	45, 63
Oberstempel	88
Öl	63
OPC-Ampullen	47

Stichwörterverzeichnis

Ordnung 137,	154
Originalitätssicherung (Verschluss)	116
Packmittel 17, 112, 113, 148, 167,	168
bedruckte	119
für Exportmedikamente	167
Packung	
Packungsbeilage 113, 119, 120,	125
Packungsgrößen	113
Primärpackung.. 113,	125
Sekundärpackung	113
Paraffin	63
Partikel 49, 50, 53, 56, 59,	174
Pascal	102
Pasten 28, 62,	64
Herstellung	66
Paul Ehrlich Institut für Sera und Impfstoffe (PEI)	34
Pellets 25,	97
Herstellung	97
Personalhygiene 141,	152
Pflaster	29
Pflegeversicherung	192
pH-Wert	111
Pharma-Betriebsverordnung.................................... 13,	14
Pharmaindustrie	187
Pharmakologie, Pharmakologe 21,	31
Pharmazeutisch-technologischer Mangel	14
Phasen 45,	63
Ölphase	46
Wasserphase	46
PIC-Staaten	14
Pilferproof-Verschlüsse	116
Pilze	140
Plazebo-Granulat 144,	165
Polyethylen (PE)	117
Polypropylen (PP)	117
Polystyrol (PS) 117,	118
Polyvinylchlorid (PVC) 117,	118
Polyvinyldenchlorid (PVCD)	117
Polyvinylpyrrolidon (PVP) 79,	94
Präklinische Forschung	21
Präparatekunde	21
Preßeigenschaften	164
Probierpackung	113
Produktbezeichnung	146
Produktion	
Hygiene	15
Rückstände	38
Produktreste	144
Produktwechsel 144, 156, 164, 165, 166,	167
Promille	105
Protokolle 147,	181
Prozent	105
Prozesskessel 46, 64,	65
Prozessvalidierung	55
Prüfdruck	132
Prüfgerät	107
Prüfmethoden	105

Stichwörterverzeichnis

Prüfungen 53,	147
Prüfungsvorschriften	32
Puder	72
Herstellung	72
Pulver 24, 25,	72
Pumpen	144
Pumpsprays	133
Pyrogene 41, 47, 174,	179
Quadratmeter	102
Qualifizierung, Qualifizieren 19, 54,	55
Qualität	147
Qualitätsbewußtsein	185
Qualitätskontrolle 16, 137, 182,	183
Qualitätssicherungssystem	15
Quarantäne	152
Quellmittel 64,	100
Querdurchmischung	95
Räume	152
Registrierung	148
Reinigung 131, 140, 142, 144,	161
Zwischenreinigung	165
Reinigungsanweisungen	140
Reinigungsmittel	144
Reklamationen	151
Rektale Anwendung	68
Rentenversicherung	192
Retard-Präparate 92, 95, 96, 97, 99,	100
Retard-Schichten	95
Retardtabletten	24
Rohrleitungen	143
Rohstoff	16
Rollenware	120
Rollverschleiß	108
Rote Liste®	187
Rückstände	38
Rührwerke 42, 64,	144
Rundläuferpresse	88
Sachkundige Person	13
Säfte	26
Salben 28, 62,	63
Abfüllen 110,	158
Herstellen 64,	158
Salbengrundlagen	64
Sammeleinwaage	156
Sattelfalz	129
Sauberkeit 47, 140, 141, 143, 154, 164,	175
Säuregehalt	111
Scherer-Verfahren	77
Schleime	45
Schleusen 48,	56
Schmelztemperatur	69
Schmiermittel 79,	85
Schnellmischer	86
Schraubverschlüsse 116,	125
Schreiberstreifen 150, 151,	181

Schrumpffolie	121
Schulung	15, 153
Schüttvolumen	109
Schutz der Wirkstoffe	92
Schutzgas	50, 51
Schutzkappe	132
Schutzmasken	142
Schutzmaßnahmen	39
Schwebeteilchen	47
Schweißstellen	144
Sekunde	103
Selbstinspektionen	152, 183
Sicherheitsbestimmungen, -vorschriften	81, 132
Siebbruch	164
Sieben	81, 84, 86, 108, 164
Siebtrommel	95
Siegellack	119
Siegelstreifen	122, 125
SIP (Sterilization In Place)	131
Sirupe	42, 97
Soll-Vorgaben, -Wert	147, 148
SOP (Standard Operating Procedure)	16
Sorbitollösung	42
Sozialabgaben	193
Sozialversicherung	192
Sprengmittel	79, 85
Sprühdruck	93
Sprüherstarrung	98
Sprühkopf	132
Stabilitätsprüfungen, -untersuchungen	32
Standard Operating Procedure	16
Standardkartons	121
Stapelware	120
Stärke	79
Stärkekleister	79
Staub	38, 82, 89, 140, 144, 153, 156, 164, 167, 171
Steckkapseln	73
Steigrohr	27, 132
Stempel	88, 144
Sterilfiltration	48, 50, 179
Sterilisation	51, 54, 58, 143, 145, 160, 177, 178
Dampfsterilisation	143
Nachsterilisation	162, 178
trockene Hitze	143
Validieren, Validierung	54, 59, 179
Sterilisatoren	179
Sterilitätsprüfung	54
Sterilkleidung	175
Sterilprodukte	174
Sterilraum	177
Stickstoff	50
Stopfen	117, 125
Strichcode	78, 120, 155
Stromspannung	104
Stromstärke	104
Stufenplanbeauftragter	14
Stunde	103
Sublimieren	60

Sublingualtabletten	24
Suppositorien	28, 68, 109, 127
Suspensionen	27, 40, 46, 67, 162
Herstellung	46
Synthese	30
Systemische Wirkung	68
Tabletten	24, 68, 78, 106
Bestandteile	78
Formen	91
Gewicht einhalten	89, 91
Härte	91
Herstellung	80, 164
Kennzeichnungen	91
Oberfläche	92
Pressen	88, 91
Röhren	116, 118
Verpacken	122
Tablettenpressen	87, 88, 144
Tablettierung	80
Tarifpartner	190
Tarifvertrag	190
Entgelttarif	191
Manteltarif	191
Tees	28
Teilchengröße	108
Temperatur	93, 103
Temperaturverteilung	55
Tiefziehfolien	114
Tiefziehmaschine	123
Tiefziehverpackungen	118, 134
Tierversuche	21, 30
Toxikologische Untersuchungen	31
Tränenflüssigkeit	67
Tränenisotonisch	67
Transdermale therapeutische Systeme (TTS)	29
Treibgas	27, 132
Treibmittel	132, 133
Trickverschlüsse	114
Trockenextrakte	29
Trockengranulation, -granulierung	80, 86
Trockenmitteleinsatz	125
Trockenschrank	84
Trocknen	84, 85, 86, 92, 96, 97, 142, 160
Tropenfest	69
Tropenpackungen	123
Tropfen	26
Tropfenpräparate	131
Tropfer	131
Tuben	117
konische	118
Tubenfalz	118, 129
Überdruck	56
Überziehen von Tabletten, überzogene -	24, 78, 80, 92
Überzugsmittel	92
Umkehrosmose	41
Umkleiden	57

Umwelt	38
Unfallversicherung	192
Ungeordnete Abfüllung	124
Unterdruck	102
Untermischungen 120, 136, 152, 165, 166, 167, 168,	171
Unterrichtung der Arbeitnehmer	39
Unterschriften	149
Zweit- 154,	158
Unterstempel	88
UV-Lampen 159,	160
Vaginale Anwendung	68
Vakuum 60, 64, 65,	102
Vakuumfüllung	130
Validierung, Validieren 15, 18, 54, 59, 178,	179
Vaseline	63
Ventile 27, 118, 132,	144
Verbundfolien	114
Verdickungsmittel	62
Verfahrensänderungen	19
Verfahrensanweisungen 15,	16
Verfalldatum 125, 129,	173
Verpacken	167
Verpackungslinien	171
Verpackungsmaschinen 144,	171
Verschließmaschine	131
Verschlüsse	117
Versuche an Zellkulturen	30
Verunreinigungen 15, 136, 141, 152,	156
Verwechslungen 15, 136, 152, 154, 164, 167,	171
Vials	47
Viren	140
Viskosität	110
Volt	104
Volumen	102
Vorsorgeuntersuchung	39
W/O-Emulsion (Wasser-in-Öl-)	63
Waagen 82, 105, 155, 156,	165
Wachse 63,	100
Wägemuster	165
Wareneingangsnummer	154
Wärme	140
Wasser 40,	159
Destillation, destilliertes -	41
entmineralisiertes -	40
für Injektionszwecke 41,	180
gereinigtes - 40,	160
reinstes -	111
Wasserdampf	51
Watt	104
Weichkapseln 25, 73,	77
Herstellung	77
Wellenteile	134
Wellpappe	121
Wirbelschichtgeräte 97,	99
Wirbelschichtgranulation, -granulierung	85

Wirbelschichttrocknung, -trockner 84,	86
Wirkgruppen	21
Wirkstoffe 17, 21, 23, 41, 74,	79
Gewinnung	30
Synthese	30
Wirkstoff-Freigabe, -Freisetzung 17, 97,	100
Wirkstofflösung	97
Zäpfchen 28, 68,	109
Abfüllen	158
Grundlagen	69
Herstellen 70,	158
Lösungszäpfchen	69
Suspensionszäpfchen	69
Verpacken 70,	127
Zeit	103
Zellulose	79
Zentimeter	101
Zerfallsprüfung	107
Zerfallszeit 107,	109
Zerstäuber	27
Zerstäuberdüse	133
Zubereitungsform	23
Zucker 79,5, 92,	97
Zuckersirup	42
Zulagen	193
Zulassung 37,	148
Zulassungsantrag 33,	34
Zulassungsunterlagen	14
Zulassungsverfahren	
dezentralisiertes	34
nationales	34
zentralisiertes	34
Zuluftkanäle	144
Zuschläge	193
Zuwendungen	193
Zwangsmischer	72
Zweistoffdüse	96